AVIS
AUX HABITANS DES COLONIES,
PARTICULIÈREMENT
A CEUX DE L'ISLE S. DOMINGUE,

SUR les principales causes des maladies qu'on y éprouve le plus communément, & sur les moyens de les prévenir.

PAR J. F. LAFOSSE,

Docteur en Médecine de l'Université de Montpellier, Correspondant de la société Royale de Médecine.

Felix qui potuit rerum cognoscere causas.
VIRG.

A PARIS,

Chez ROYEZ, Libraire, Quai des Augustins, près le Pont-Neuf.

M. DCC. LXXXVII.

Avec Approbation & Privilège du Roi.

AVANT-PROPOS.

QUELQUES fréquentes que soient les maladies qu'on est dans le cas d'éprouver dans la plûpart de nos Colonies, situées sous la Zône-torride, et notamment dans celle de l'île Saint Domingue; l'on ne tarde pas à s'appercevoir, que les espèces en sont infiniment moins multipliées qu'en Europe, et que s'il en est qu'on ne peut pour ainsi dire éviter, il en est aussi beaucoup d'autres dont on pourrait mitiger l'activité ou qu'il serait possible de prévenir.

Je me suis tellement convaincu de cette vérité, par les différentes observations que j'ai été à portée de faire pendant les dix années que j'ai traité des malades dans cette Colonie, que j'ai souvent désiré que chacun pût en être également persuadé. Lorsque j'ai réfléchi cependant que j'aurais à combattre l'habitude et les préjugés, et que les personnes de l'art qui seules pourraient, dans le moment actuel, parer aux inconvéniens dont je crois avoir à me plaindre, sont peu nombreuses dans les plaines et encore moins dans les montagnes ; ou que plutôt, ils n'ont pas le tems de s'occuper des détails qui ont rapport à l'objet que je vais traiter, ni la satisfaction de voir que leurs avis soient écoutés toutes les fois qu'ils en donnent de ce genre ; j'ai craint qu'il ne fût difficile de prévenir les tristes conséquences d'une pareille négligence. Ce n'est qu'après avoir réfléchi qu'il serait possible de parvenir à ce but, en mettant sous les yeux d'un chacun, la manière dont on doit s'y prendre pour obvier à une infinité d'accidens dont les uns sont dus à de simples négligences et les autres à ce qu'on ignore souvent les procédés convenables, que j'ai regardé comme très-important d'exposer aux gens instruits les suites de leur négligence et de suppléer à l'incapacité des autres.

Tel est le motif qui me portait à publier les résultats de quelques réfléxions, dont les circonstances où je me suis trouvé, m'ont assez souvent fourni l'occasion. Quelque simple néanmoins que me parût ce projet au premier instant où je fus tenté de l'exécuter ; lorsque j'ai senti que pour parler des causes de maladie qui me semblaient les plus actives, je serais obligé de m'étendre bien plus que je n'avais intention de le faire ; j'ai jugé dès-lors que l'exécution de mon dessein, n'était pas aussi simple que je l'avais crû d'abord : mais cette nouvelle réflexion, ni l'incertitude du succès, n'ont pû suffire pour éteindre en moi le désir, ou peut-être l'espoir que j'avais de me rendre utile. Si je n'ai pas entièrement rempli mon objet, j'aurai du moins la satisfaction d'en avoir fait connaître toute l'importance, et d'avoir suggéré à de plus habiles que moi, l'envie de concourir à le perfectionner, et de faire connaître combien il serait essentiel, que dans une Colonie où les maladies ne sont que trop communes, où la plûpart des malades sont dépourvus de toute espèce de secours, ou plus malheureusement encore, vexés assez souvent par des traitemens contre-indiqués et dèslors nuisibles; combien dis-je il serait important que les habitans fûssent instruits de ce qui peut les concerner, et le fûssent assez pour sentir la nécessité de rester inactifs dans un grand nombre de cas où l'homme de l'art serait souvent plus circonspect que ne le sont ordinairement ceux qui l'ignorent. Ils ne doivent pas penser qu'il suffise de s'étayer de quelques exemples qui paraissent avoir, mais qui n'ont réellement aucune analogie, avec ce qu'ils ont sous les yeux; ni qu'ils puissent être en état d'agir parce qu'ils ont trouvé dans un livre quelque remède dont l'application qu'ils en font n'est que trop souvent funeste. J'ai eû si souvent occasion de me convaincre combien les demi-connaissances en médecine sont préjudiciables dans la plûpart des cas, eû égard aux différentes indications que présentent chaque âge, chaque tempérament, chaque climat, *&c.* *&c.*, que tout homme qui n'est pas bien instruit ne saurait apprécier ; que j'aurais crû m'écarter de mon but si j'avais joint à la description des principales causes des maladies, celle du traitement qui peut leur convenir. Cet essai n'étant destiné qu'à des personnes auxquelles je ne suppose aucune ou du moins très-peu de connaissances dans l'art de guérir, et n'ayant d'autre intention que de le mettre à leur portée ; on verra que tout autre détail pouvait être déplacé, et que ceux pour lesquels j'écris, n'en seront que mieux persuadés, qu'il est plus de leur compétence de prévenir les maladies par des soins faciles, que de se mêler de les traiter par des moyens dont l'administration exige beaucoup de lumières.

Si l'on n'était convenu depuis longtems

que la partie de la médecine qui traite des moyens de prévenir les maladies, est une des plus importantes et peut-être celle qui mérite le plus d'attention de la part des Médecins, quoiqu'elle ait été trop négligée, comme s'en plaint *Baglivi*; je pourrais douter qu'un projet qui semble d'abord assez simple, pût paraître de quelque utilité; mais il suffit d'une telle autorité pour que j'ose me flater du contraire et que quelque peu nombreuses et peu complettes que soient les réflexions que j'ai été à même de faire à ce sujet, elles pourront être favorablement accueillies par ceux auxquels je les destine.

Les abus, nombre de préjugés, et le défaut d'ordre sur les habitations m'ayant paru, de toutes les causes qui peuvent occasionner ou aggraver les maladies, celles qui sont les plus fréquentes à Saint Domingue, et plus pernicieuses encore que les influences du climat qui n'est pas ordinairement aussi préjudiciable qu'on le prétend généralement et auquel on ne manque pas de tout attribuer ; je réunirai sous le titre de considérations générales, ce qui doit être relatif à ces différentes causes, ayant soin de rapporter sous quatre sections principales, les réflexions qui paraissent avoir entre-elles le plus de rapport et qui me semblent mériter la plus grande attention. J'entrerai ensuite dans le détail de quelques-unes des maladies qui m'ont parû les plus communes, et après avoir fait mention des différentes causes qui peuvent y donner lieu, ainsi que des moyens de les prévenir, j'aurai l'attention de dire un mot des divers procédés qu'on met en usage, lorsqu'ils me paraîtront avoir des effets contraires à ceux qu'on doit chercher à obtenir : ce qui confirmera jusqu'à quel point les préjugés peuvent être nuisibles lorsqu'ils sont fondés sur de faux principes et que l'habitude les a accrédités.

Sans doute si les personnes instruites dans l'art de guérir, étaient partout aussi nombreuses qu'elles le sont dans les grands quartiers de la Colonie, le travail dont je me suis occupé serait moins essentiel; mais outre qu'on sçait qu'elles ne sont pas également répandues partout, il est si nécessaire que les propriétaires ou leurs représentans puissent suppléer en partie aux vides que leur situation isolée nécessite à tout instant, vû l'instruction médicale qui leur manque, que je me flatte qu'ils me sçauront quelque gré de leur en avoir facilité le moyen. Du reste quelque simple que puisse paraître à des Médecins instruits le travail dont je me suis occupé, peut-être plaira-t-il à quelques chirurgiens nouvellement arrivés dans nos Colonies, et dût-il n'en résulter d'autre avantage pourceux-ci, que de leur épargner une partie de la peine qu'ils auraient à prendre avant de connaître par eux-mêmes les particularités dont je fais mention, je me féliciterai de l'avoir entrepris.

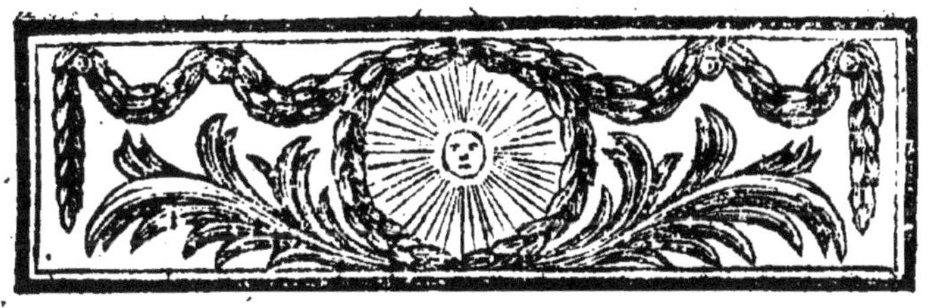

AVIS

AUX HABITANS DES COLONIES,

PARTICULIÈREMENT

A CEUX DE L'ISLE S. DOMINGUE,

SUR les principales causes des maladies qu'on y éprouve le plus communément, & sur les moyens de les prévenir.

CONSIDÉRATIONS GÉNÉRALES.

SECTION PREMIERE.

ON juge ordinairement de la température du climat d'un pays quelconque, par le dégré de latitude sous lequel il est situé; cette regle ne doit cependant pas être regardée comme constante, puisque nous voyons que, parmi ceux qui sont sous la Zone torride, il en est où le dégré de température est différent, quoique celui de la latitude ſoit le même : & que dans quelqu'autres, les chaleurs sont moins ſupportables, ſurtout dans certains tems de l'année, quoique plus éloignés de la ligne équinoxiale, que dans quelques-uns de ceux qui en ſont plus rapprochés, & où elles ſont même tempérées. Cette différence dépend peut-être de ce que le ſoleil met moins d'intervalle à repaſſer ſur les pays qui ſont plus éloignés de la ligne, & de ce que l'action directe des rayons de cet aſtre y eſt plus longtems continuée, ce qui pourroit rendre raiſon pourquoi les chaleurs que l'on éprouve à S. Domingue ſont ſi fortes et ſi longtems continuées, quoique cette iſle ne soit ſituée qu'entre les 18 & 20e dégrés latitude boréale. Je crois néanmoins qu'il eſt encore plus vraiſemblable d'attribuer la variété de température des pays qui ſont ſitués entre les tropiques, au plus ou moins de régularité des briſes & des pluyes; à la moindre ou plus grande étendue des terres, & ſurtout à la direction & à l'expoſition différente des mornes (1) & du ſol dont la nature & l'expoſition variées peuvent les rendre plus ou moins propres à réfléchir ou à abſorber les rayons du ſoleil, ou à intercepter les courans d'air. C'eſt d'après ces différentes conſidérations,

---

(1) Ce mot ſignifie *montagnes* dans nos colonies.

qu'on peut expliquer pourquoi, dans la même iſle, l'on éprouve des chaleurs plus conſidérables dans certains quartiers que dans d'autres, quoique également élevés les uns & les autres au-deſſus du niveau de la mer. Au reſte, quelle qu'en ſoit la raiſon, il nous importe peu de l'approfondir, puiſque même dans ce dernier cas, celui qui a le plus de rapport à notre objet, la variété de température n'eſt pas aſſez conſidérable pour être fort préjudiciable. Il n'en ſera pas de même de la différente température qu'on éprouve à meſure que l'on s'éloigne du bord de la mer, & qu'on s'éleve au-deſſus du niveau de ſes eaux, il en réſulte des différences plus ou moins ſenſibles, ſelon que le paſſage qu'on fait de l'un à l'autre lieu eſt plus ou moins rapide.

Lorſque j'ai éprouvé pour la premiere fois, la différence qu'on apperçoit entre la température des quartiers qui ſont ſur les bords de la mer, & celle des quartiers ſitués dans l'intérieur des terres, & combien celle des mornes différoit encore de celle de ces deux premiers quartiers, j'en fus d'autant plus étonné, qu'à en juger par la ſenſation que j'en éprouvais, elle me parut très-conſidérable, & bien au-delà de ce qu'elle était réellement, comme j'ai eu occaſion de m'en convaincre par mes obſervations météorologiques, dont je vais rapporter les réſultats : ils pourront donner quelque idée de la vraie température du climat du quartier de Miragoane que j'habitais, & qui eſt ſitué dans la partie de l'oueſt de l'iſle S. Domingue.

Ayant eu l'attention de vérifier à mon retour en France, le thermometre dont je me ſuis ſervi pour noter les dégrés de la température de l'atmoſphère; je puis dire ſans craindre de me tromper, que dans le quartier que je viens de nommer, le plus haut dégré de chaleur que j'ai obſervé dans le courant de pluſieurs années, n'a jamais été au-deſſus de 28 d. 1/2 & que celui des plus grands froids que j'y ai éprouvés n'a pas été au-deſſous de 14 ou 13 au-deſſus de zero, thermometre de Réaumur; quoique j'euſſe l'attention de remarquer, dans les inſtans de la journée où le froid eſt le plus vif & où les chaleurs ſont les plus fortes. J'ai vû également par ces réſultats, que la plus grande chaleur du jour commence vers les dix heures du matin, continue preſqu'au méme dégré juſqu'à deux heures après midi : & qu'alors elle décline inſenſiblement depuis cet inſtant juſqu'au lendemain matin aux approches du lever du ſoleil : de maniere que deux heures après qu'il eſt couché, le thermometre eſt deſcendu de 3, 4 ou 5 dégrés du terme où il était monté, & ſe trouve pendant les mois de juin, juillet, août & quelquefois en ſeptembre à 25, 24, 23, 22 & 21 d., attendu qu'il n'arrive pas fréquemment que dans la forte chaleur du jour il s'éleve juſqu'au 28e.; la liqueur du thermometre continue enſuite à baiſſer à meſure que la nuit avance, ou plutôt que la matinée approche ; de ſorte qu'il eſt, au moment où l'aurore paraît, à 2, 3 ou 4 dégrés plus bas de ce qu'il étoit le ſoir. Pendant les mois de décembre & de janvier & quelquefois celui de février, qui ſont ordinairement les plus froids, la liqueur du thermometre monte, dans le plus fort de la chaleur du jour, depuis 20 juſqu'à 24, elle décline enſuite & ſe trouve le ſoir, deux heures après le coucher du ſoleil, à 21, 20, 19 d., & le lendemain matin depuis 19 juſqu'à 15, rarement au 14e. dégré.

Ces remarques quoique les plus générales ne ſont pas toujours ſemblables; tantôt les chaleurs de la ſaiſon commencent ou finiſſent plutôt ou plus tard, durent plus ou moins; tandis que celles du jour ſont par fois variées ainſi que celles de la nuit, en raiſon de la direction des vents qui ſoufflent & des pluies qui peuvent tomber, de maniere qu'indépendamment de la variété de la température que j'ai déſignée ci deſſus, on en éprouve qui ſont différentes, ſoit dans le moment des fortes chaleurs, par des orages du nord, ſoit dans les plus grands froids, par des vents de ſud ou de ſud eſt, accompagnés d'une grande ſécheresſe.

Ayant enſuite comparé les différences que j'ai obſervées dans le quartier de Nipes, ſitué le long de la mer, & qui paraiſſait beaucoup plus chaud que celui de Miragoane; avec celles du quartier du fond des négres qui paraît beaucoup plus frais; ce n'a pas été ſans être fort étonné que j'ai vû qu'il n'y avait entre le premier & celui que j'habitais qu'un dégré de chaleur de plus, tandis que le ſecond ne préſentait qu'un dégré de moins: & qu'enfin ſur la montagne du Rocheloy, quoique très-élevée & où le froid me paraiſſait très-vif, il n'y avait que trois ou quatre dégrés de différence.

Il me paraît qu'on peut conclure de ces obſervations que l'on eſt beaucoup plus ſenſible dans les pays chauds que dans les pays froids, aux plus petites variations dans la température de l'atmoſphere, en raiſon de l'état de faibleſſe qu'on y éprouve ou de la débilité des forces toniques, & que chacun pouvant s'y regarder comme un thermometre ambulant, devrait avoir l'attention de proportionner la force & le poids de ſes vêtemens, ſuivant les différens inſtans de la journée, ou lorſqu'il ſe tranſporte en peu de tems du bas de la plaine, ſur de hautes montagnes, ſurtout ſi dans ces différentes circonſtances il n'eſt pas dans le cas de prévenir par l'exercice, la ſuppreſſion de la tranſpiration qui peut en réſulter. Comme ces précautions ſont ordinairement négligées, il ſera facile d'expliquer d'où vient qu'il eſt ſi dangereux de reſter en repos & en plein air pendant la nuit, quoique la fraicheur ne ſoit pas bien conſidérable, ſurtout ſi le ſerein, que le corps abſorbe avec d'autant plus d'avidité qu'il eſt plus chaud & plus faible, eſt de mauvaiſe qualité, comme il l'eſt ordinairement, ſurtout dans les pays bas & marécageux. Il eſt également aiſé de voir que d'après cette grande aptitude à appercevoir les moindres variétés de la température de l'atmoſphere, on doit en éprouver nombre d'indiſpoſitions provenant de la ſuppreſſion de a tranſpiration, comme rhumatiſmes, catarrhes, coqueluches, douleurs &c. Auſſi ſont-elles fréquentes dans les mois de ſeptembre, octobre & novembre, où les fraicheurs de la nuit & du matin ſont d'autant plus ſenſibles, que les chaleurs du jour ſont encore aſſez fortes, & que les conſtitutions ſont toujours un peu plus faibles par les chaleurs de l'été qu'on vient d'éprouver. D'ailleurs dans ces mois il n'eſt pas rare de voir des variations conſidérables & preſque ſubites dans la température, par le peu de régularité des vents qui ſoufflent alternativement, de maniere que j'ai souvent observé des différences de 3, 4 & même 8 dégrés sur la journée précédente. L'on peut, d'après ces considérations, juger des révolutions que le corps peut éprouver, & si l'on fait attention que la transpiration est très-abondante dans les pays chauds, & de qualité hétérogène, & quelquefois vicieuse, on n'aura pas de peine à se persuader qu'il doit en résulter nombre d'inconvéniens qu'on pourrait prévenir en se garantissant des impressions du froid, à l'aide de vêtemens différens de ceux qu'on porte dans le milieu du jour. Ce que dit Sydenham, sur les dangers des suppressions de la transpiration, pourra faire sentir si de telles précautions sont à négliger. « La seule inattention de quitter trop » tôt, à l'entrée du printems, les vêtemens qu'on » a portés pendant l'hyver, ou de s'exposer à un » air frais quand le corps est chaud, nuit autant » aux hommes que les trois fléaux réunis de » la guerre, de la peste & de la famine.

Si dans le climat de l'Angleterre où Sydenham écrivait, il a regardé la suppression de la transpiration comme aussi conséquente, que ne doit-on pas en éprouver dans un climat infiniment plus chaud, où elle est beaucoup plus abondante & beaucoup plus hétérogène ? On ne doit donc rien négliger de ce qui peut garantir ou du moins mitiger les effets de la variation du tems, & l'on aurait le plus grand tort dans les quartiers bas & marécageux, de ne pas mettre le corps à l'abri du froid & de l'humidité, puiſqu'on a éprouvé qu'en s'oppoſant, par ces moyens, à l'introduction des principes deletéres répandus dans l'air, & que le corps abſorbe très-facilement, le matin & le ſoir, on pouvait habiter ces lieux impunément (1).

L'on ſerait peut-être porté à douter de ce que j'ai avancé touchant la plus grande ſenſibilité de ceux qui ſont acclimatés aux pays chauds, en conſidérant la facilité avec laquelle ces mêmes perſonnes ſemblent y ſupporter l'impreſſion des rayons du ſoleil, qu'on croira d'abord devoir être exceſſive, & bien au-deſſus de celle qu'on en éprouve dans des climats beaucoup plus tempérés. Mais quand on ſçaura que mes obſervations à cet égard, confirmées par celles que les Anglais ont faites à la Grenade & à la Caroline du ſud, prouvent que le thermometre mis au ſoleil, ne manifeſte point une chaleur auſſi forte, dans ces pays méridionaux qu'en France, on ſera convaincu du contraire. C'eſt du moins ce que me prouvent les réſultats de mes obſervations

(1) *Vid.* le mémoire de M. Raymond, ſur les épidémies, qui a remporté le prix propoſé par la ſociété royale de médecine, année 1781, pag. 36.

météorologiques. Mon thermometre mis au ſoleil à S. Domingue dans le fort de la chaleur & dans les tems les plus ſereins, n'a jamais monté au-deſſus de 35 dégrés, tandis que je le voyais à Montpellier, expoſé de la même maniere dans le courant des mois de juillet & août, à quatre & cinq dégrés au-deſſus de ce terme; particularité qui provient peut-être de la plus grande denſité de l'atmoſphère des pays chauds, ou qui peut en quelque ſorte confirmer l'opinion du célébre Wallerius, ſur la cauſe de la chaleur, & qu'on trouve dans ſon ouvrage ſur l'origine du monde. On ne doit donc pas être ſi étonné du peu d'impreſſion que fait le ſoleil ſur ceux qui ſont anciens au pays; auſſi, ne leur eſt-il ordinairement préjudiciable, qu'en ce qu'il augmente les pertes de la tranſpiration, qui ne ſont déjà que trop abondantes, & ne font qu'affaiblir leur conſtitution. Au reſte quand on a vû que les Européens nouvellement arrivés dans les Colonies, n'apperçoivent preſque aucune différence entre les ſaiſons & ne ſentent les variétés de la température que tout autant qu'elles ſont aſſez conſidérables, on ne peut plus douter de la plus grande ſenſibilité des Créoles, & ſur-tout des Européens déjà acclimatés ou faits au pays. C'eſt ce qu'il importe à tout médecin de ne point perdre de vue dans le traitement des maladies des uns & des autres : & il ne doit pas non plus ignorer que ſi les variations de l'atmoſphère, quant à ſa température, ſont beaucoup moindres qu'en France, celles qui dépendent de ſon plus ou moins de denſité, le ſont encore moins, de manière que la colonne de mercure des barometres ne varie que fort peu.

Si comme je l'ai déjà dit, l'atmoſphère peut occaſionner quelques-unes des maladies qu'on éprouve à S. Domingue, en raiſon des impreſſions variées qu'on en reſſent dans les différens tems & dans différens lieux, par la différente température qu'elle préſente; ſes effets ſont encore plus conſéquents & influent davantage ſur la ſanté, quant à ſa nature, en raiſon de ſon extrême humidité, ſurtout dans la ſaiſon des pluies. On ſçait combien elles ſont fréquentes & abondantes dans nos colonies, dans un certain tems de l'année, & que c'eſt pendant les plus fortes chaleurs qu'elles ont lieu, du moins dans certaines iſles & notamment dans la partie de l'oueſt & du ſud de celle de S. Domingue. Il n'eſt donc pas douteux que dans ces derniers cas, l'excès de chaleur & d'humidité ſe trouvant réunis, il doit réſulter de cette double cauſe les plus cruels effets, puiſque ce ſont les principaux agens de la putréfaction. Peut-être pourrait-on par cette ſeule conſidération, rendre raiſon pourquoi les isles du vent sont en général moins meurtrieres & plus salubres que celles qui sont sous le vent & notamment que celle de Saint Domingue, puisqu'on sçait que la saison des pluies y a lieu dans des tems différens. Il ne serait certainement pas inutile de fixer son attention à cet égard, dans le cas où l'on aurait à opter entre deux colonies, ou deux quartiers qu'on aurait le projet d'établir, & qui présenteraient les deux circonstances dont je parle : il suffit de sçavoir, pour se persuader de cette vérité, que quoique les pluies soient très-fréquentes & très-abondantes dans ces pays, elles n'y sont pas longtems continuées, & que le soleil qui luit ordinairement dans ces intervalles, n'en est que plus ardent. Qu'on fasse ensuite attention aux émanations qui doivent provenir par la chaleur & l'humidité de cette couche de fumier ou plantes pourries qui se trouve à la surface des terres nouvellement découvertes, l'on verra que cette réflexion est assez fondée.

Il nous importe encore plus d'observer que, dans la saison dont je viens de parler, on ne sçaurait trop prendre de précautions pour éviter les fâcheuses influences de la chaleur & de l'humidité de l'atmosphère, dont la putridité qui en est la suite, est annoncée par l'innombrable quantité d'insectes répandus dans l'air, par la difficulté qu'on éprouve à conſerver les viandes fraiches, & ſurtout par les nombreuſes maladies qui, preſque toutes, dépendent de la nature de la ſaiſon. C'eſt dans ces momens qu'il eſt très-eſſentiel de ſe garantir de la roſée du matin & du ſoir, & de prévenir toutes les cauſes qui pourraient occaſionner des ſuppreſſions de la tranſpiration puiſqu'elle eſt alors plus abondante : on doit également éviter toute eſpèce d'excès, & ſurtout vivre d'un régime humectant, rafraichiſſant, antiputride & tonique. Pour cet effet on uſera de préférence pendant ce tems, de végétaux frais, de viandes fraiches peu chargées de graiſſe : les graſſes ſont alors contraires ainſi que le lait, le beurre, le fromage & ſurtout le poiſſon ſalé ou toute autre eſpèce de ſalaiſons. On doit avoir en même tems l'attention de faire uſage de tems en tems de fruits & boiſſons acides & du vin trempé, ſurtout dans le repas. On ne ferait pas mal, ainſi que le pratiquent habituellement les Hollandais de Curaçao, d'aciduler les mets, ſurtout les viandes, en y ajoutant un peu de jus de citron.

En joignant aux précautions dont je viens de parler, celle d'uſer pendant la ſaiſon la plus contraire & la plus dangereuſe, de quelques préſervatifs propres à prévenir les influences de l'atmoſphère & la dégénération des humeurs qui peut en être la suite, le nombre de malades ne serait pas aussi considérable qu'il l'est ordinairement. Le meilleur de tous les préservatifs est le quina, & convient d'autant plus dans cette circonstance qu'il est antiputride, febrifuge & propre à soutenir le ton des organes digestifs, sans lequel la dégénération des humeurs gastriques ou bilieuses, cause de la majeure partie des maladies, ne manque pas d'avoir lieu.

La maniere d'user du quina, consiste à le prendre en substance à la dose d'un demi gros par jour, ou de deux en deux jours, ou mieux encore d'en faire infuser une ou deux onces dans une bouteille de vin rouge ou blanc, ayant soin d'ajouter à cette infusion, égale quantité d'écorce d'orange ou de racine de serpentaire de Virginie. On coule le tout, après trois ou quatre jours d'infusion, & on le serre ensuite en bouteille, on doit en boire un demi verre par jour, en une ou deux doses, à jeun & une heure avant le diner. Si l'on répugnait à prendre ce préservatif, ou qu'on ne fût pas habitué à l'usage du vin, on pourrait diminuer la masse du liquide ainsi que les doses à prendre, en augmentant la quantité de l'écorce d'oranges & du quina qu'on met à infuser. On peut encore au besoin se borner à faire cette infusion dans l'eau froide ou chaude, au lieu de vin ou de toute autre liqueur fermentée ou ſpiritueuſe ; il s'agirait de laiſſer infuſer plus longtems les drogues dans le premier cas ; & dans l'un & l'autre , de fermer le vaiſſeau pendant l'infuſion. On en ſentira la raiſon ſi l'on fait attention qu'une forte décoction faite à vaiſſeau découvert altère une grande partie des propriétés de cet excellent reméde & en diminue la vertu. 8 à 10 heures d'infuſion ou une légère décoction d'une ou deux , ſuffiſent. Il eſt enſuite queſtion de filtrer à travers le papier gris & d'uſer de cette teinture qui n'a rien de rebutant ni de déſagréable au goût en y laiſſant infuſer un peu d'écorce d'orange ou de canelle, ce mélange poſſede toutes les propriétés du quina en ſubſtance quoique à un dégré moindre.

Le punch eſt une boiſſon qui convient également dans le cas dont il eſt queſtion , pourvu qu'il ne ſoit pas trop fort , & que ceux qui ont la poitrine délicate ou qui ſont d'un petit tempérament , n'en uſent qu'avec modération : on peut la rendre & plus efficace & plus agréable en l'aromatiſant avec l'eau de canelle ou l'huiſe eſſentielle d'oranges. L'on n'a , dans ce dernier cas , qu'à frotter avec un morceau de ſucre , comme avec une rappe , à la ſurface de l'écorce d'une orange & faire diſſoudre enſuite dans la liqueur le morceau de ſucre ainſi imbibé d'huile eſſentielle.

Ces différens moyens, que je ne conseille que comme préservatifs & remédes de précaution dans la saison de l'année qui me paraît la plus critique, doivent être considérés comme indispensables, lorsqu'on habite des lieux humides & marécageux, tels que sont ceux de quelques quartiers de la colonie; en raison des fréquentes fiévres intermittentes ou remittentes qu'on y éprouve, des suppressions de transpiration, des obstructions ou autres maladies auxquelles on y est exposé. Peut-être conviendrait-il qu'on y fît usage de tems en tems de quelque laxatif, ainsi que le faisaient les anciens en pareil cas; surtout quand il y avait apparence d'humeurs gastriques surabondantes, ce qui ne manque gueres d'arriver, pour peu qu'on digere mal ou qu'on mange un peu trop. Baglivi nous observe dans sa pratique de médecine rappellée à l'ancienne maniere d'observer, qu'il a souvent éprouvé l'efficacité de cette méthode.

L'usage des bains qu'on employe très-familièrement à Saint Domingue, est sans doute très-avantageux & le serait encore plus, si l'on avait l'attention de les prendre aussi froids qu'il est possible de les supporter, sans en être incommodé. C'est un des meilleurs moyens pour fortifier le corps & prévenir la dégénération bilieuse & putride des humeurs qui, comme j'aurai oc-

casion

casion de l'obſerver, eſt la plus ordinaire à S. Domingue, ſurtout chez les blancs qui habitent la plaine (1).

(1) Cette diſpoſition naturelle que j'admets aux humeurs de la plûpart de ceux qui habitent Saint Domingue, & qui me porte à conſeiller l'uſage des acides comme préſervatifs de cette dégénération ; préſente néanmoins quelques exceptions ſur leſquelles il convient d'inſiſter, afin d'éviter toute eſpèce de ſoupçon que je ſuis en contradiction avec M. Bertin : d'après ce qu'il a dit touchant les différentes dégénérations que les humeurs éprouvent dans les pays chauds, & dont il a bien exactement déſigné les cauſes, dans un précis qu'il vient de donner ſur les maladies des climats chauds & humides de l'Amérique.

Il n'eſt certainement point douteux que le relâchement qui ſuccède à la tenſion que les ſolides ont éprouvé d'abord par la raréfaction des humeurs que les influences du climat déterminent, ne ſoit un effet ſecondaire de ce premier état ; que de ce relâchement des ſolides il en réſulte moins d'énergie dans leur action ; & que les ſucs qui doivent réparer ou qui étaient déjà formés ne demeurent plus crûds, plus aqueux & moins animaliſés eu égard à la débilité des organes qui doivent opérer cette animaliſation ; ce qui doit occaſionner des conſtitutions molles, ſenſibles, pituiteuſes, fort communes dans nos Colonies, ſurtout dans certains quartiers ; conſéquemment les maladies qui pre-

Enfin pour terminer ce que j'avais à dire sur l'utilité des préservatifs, je dirai qu'il en est encore un

---

viennent d'une dissolution séreuse des humeurs, doivent en être la suite. On concevra facilement que cette espèce de dégénération doit être favorisée par l'usage d'alimens peu nourissans, ainsi que par le séjour dans des lieux humides, lorsqu'on menera une vie molle & peu active, surtout si l'on est naturellement d'un tempérament séreux ou pituiteux. Dans ces cas, les humeurs tendront plûtot à l'aigre qu'à l'alkalescence, puisqu'elles sont d'autant plus éloignées de la putréfaction qu'elles sont peu animalisées. Tel es sont les réflexions de M. Bertin; *Vid.* son ouvrage, pag. 14 & suiv.; elles sont très-bien fondées, & prouvent que dans des cas de cette nature, les acides & la nourriture végétale que j'ai conseillé, ne seraient point des préservatifs appropriés, & qu'on doit alors donner la préférence aux toniques & à la bonne nourriture. Il ne s'ensuivra pas néanmoins, que la constitution & la dégénération sereuse soit la plus commune dans toutes nos Colonies, comme semble le croire M. Bertin, d'après ce qu'il a observé dans celle qu'il habitait, où le climat & la maniere dont on s'y conduit présentent des considérations particulières: ni que je sois moins fondé à regarder les dégénérations bilieuses comme les plus ordinaires à Saint Domingue, surtout à conseiller de préférence les moyens propres à prévenir l'alkalescence des humeurs pendant la saison critique dont je parle, comme convenant généralement.

qui ſerait je penſe très-efficace dans bien des cas & dont on pourrait tirer ainſi qu'en Italie, les plus grands avantages ; ſi l'on pouvait détruire le préjugé qui ſemble le proſcrire, & ſi l'on pouvait ſe perſuader qu'il y a nombre de cas à Saint Domingue où il ne ſerait pas moins avantageux. J'ai eu occaſion d'en voir les plus heureux effets ſur une perſonne qui depuis long-tems valétudinaire, s'y détermina après avoir tenté envain deux voyages en France, qui n'avoient que pallié ſon état pour quelque tems, malgré la quantité de remédes qui lui avaient été conſeillés & adminiſtrés. Je ſuis d'autant plus porté à regarder cet expédient comme eſſen-

---

D'ailleurs, M. Bertin convient lui-même qu'on eſt plus expoſé à l'alkaleſcence des humeurs, lorſqu'on ſe nourrit d'alimens ſucculens, qui fourniſſent des ſucs déjà animaliſés, & que les chaleurs ſont fortes ou qu'on mène une vie très-active. Ces circonſtances ſe rencontrant à Saint Domingue plus ſouvent que celles qui peuvent déterminer un effet différent, du moins quant aux blancs & quant à la ſaiſon dont je veux qu'on évite les mauvais effets ; on verra que la contradiction qu'il y a entre M. Bertin & moi n'eſt qu'apparente ; que nous ſommes également fondés l'un & l'autre quoique nous ayons conclu d'une maniere qui ſemble totalement oppoſée & d'après l'expérience.

tiel, que j'ai obſervé que les perſonnes qui ſont dans le cas d'éprouver quelque perte naturelle ou accidentelle, ſont rarement malades dans nos Colonies, même dans les quartiers les plus mal ſains. C'eſt aux médecins à décider quand ce préſervatif convient & aux chirurgiens à le pratiquer (1).

Je ſens qu'en inſiſtant autant que je le fais ſur l'utilité des moyens préſervatifs, on ſera peut-être porté à conclure, ainſi que beaucoup de perſonnes le prétendent, qu'il eſt comme impoſſible de ſe bien porter à S. Domingue.

Il n'eſt que trop vrai, que le nombre de ceux qui y jouiſſent d'une parfaite ſanté, n'eſt pas fort conſidérable, & que les influences de ce climat ſont réellement aſſez malfaiſantes, pour qu'il ſoit eſſentiel d'être continuellement ſur ſes gardes, ſurtout pendant certains tems de l'année. Cependant nous croyons pouvoir aſſurer auſſi que la majeure partie de ceux qui périſſent dans cette Colonie, ou qui y traînent une vie

---

(1) Voyez quels ſont les bons effets des cauteres, dans le mémoire de M. Durand, imprimé dans le volume de la ſociété royale de médecine pour l'année 1781, pag. 138, & ce qu'en dit M. Carere en parlant des moyens de ſe préſerver des maladies épidémiques & contagieuſes : même volume pag. 215.

languiſſante, ſont ordinairement victimes de leur inconduite & de leurs déréglements & beaucoup plus rarement, des influences du climat : que même, l'on pourrait jouir dans ces pays d'une auſſi bonne ſanté qu'ailleurs, ſi l'on s'y conduiſait ſagement & avec précaution dans l'uſage des ſix choſes non naturelles, dont l'examen ſucceſſif va nous fournir le ſujet de quelques réflexions eſſentielles à ceux qui habitent ces contrées. Elles prouveront je crois, qu'on peut y prévenir pluſieurs des maladies qu'on eſt dans le cas d'y éprouver.

Il eſt aſſez généralement connu combien l'air eſt néceſſaire à notre exiſtence, pour que chacun puiſſe juger de quelle importance il eſt, de ne reſpirer que le plus pur & le plus ſalubre & tel qu'il eſt quand il n'eſt point altéré par des vapeurs ou miaſmes hétérogènes & qui lui ſont étrangers, & qu'il eſt facilement renouvellé ou modérément agité par le ſouffle des vents. On doit donc quand on a la liberté du choix, préférer d'habiter les lieux qui ſont à découvert & qui ſont les plus éloignés de marécages ou eaux dormantes, dont le voiſinage eſt toujours dangereux, ſurtout dans les pays chauds. Je ſçais que l'on n'en eſt pas toujours à même, & qu'il eſt des poſitions où l'on eſt forcé de braver ou de s'expoſer à ces dangers

& où l'on ne peut en mitiger les influences, que par le régime & l'usage des préservatifs appropriés. Mais aussi, dans combien d'autres cas n'ai-je pas vû qu'on avait non-seulement négligé de choisir les lieux convenables, pour l'emplacement des logemens ou établissemens d'une habitation; mais même où l'on affectait pour ainsi dire volontairement de les rendre insalubres? Il est sans doute de la plus grande importance de ne les placer que dans les lieux les plus airés & les mieux égoûtés, & surtout d'avoir l'attention qu'ils soient situés au vent de ces lieux mal sains & marécageux, lorsqu'on ne peut absolument en éviter le voisinage, ou qu'il est impossible d'en égoûter le terrein par des travaux convenables. Mais quelles que soient les raisons qui portent quelques habitans à négliger une besogne qui leur semble peu importante, ou à préférer de tels emplacemens, eu égard à leur proximité & convenance, ils verront s'ils veulent prendre la peine de tout apprécier, qu'ils sont encore plus intéressés à se garantir & à garantir leurs sujets des influences du mauvais air.

L'on ne peut assez blâmer aussi la mauvaise habitude qu'on a sur plusieurs habitations d'y creuser des mares en plusieurs endroits, & surtout de les placer aussi à portée qu'elles le sont des maisons qu'on habite, lorsqu'on n'a pas d'autres ressources pour se procurer l'eau dont on peut avoir besoin, soit pour abreuver les animaux, ou en cas d'incendies ; on doit du moins les éloigner autant que faire se peut & même les entourer d'arbres, pour en éviter le trop prompt ou fréquent desséchement & la grande corruption que l'eau & la vase contractent, par l'action continuée du soleil, dans les parties les moins profondes & qui restent à découvert & vaseuses, à mesure que la quantité d'eau diminue ou s'évapore. Cette raison doit faire sentir combien des bassins bâtis en massonne seraient préférables, ou du moins qu'il conviendrait que les bords fussent limités par des murs dont l'élévation presque perpendiculaire, rendrait l'abbaissement ou le desséchement d'une partie des eaux qu'ils contiendraient peu ou moins conséquent ; au lieu que sans cette précaution, la moindre baisse des eaux que les marres contiennent, découvre une surface boueuse plus ou moins étendue & de laquelle il s'éléve des vapeurs d'autant plus infectes, que les eaux qui se rendent dans ces réservoirs sont des plus sales & des plus impures, d'après le peu d'attention qu'on porte à n'y diriger que les plus nettes.

Je me suis souvent assuré que les lieux où l'on voit une grande quantité d'insectes, sont toujours les plus mal-sains, surtout s'ils y sont permanens, car on ſçait qu'il eſt des habitations où ils ne paroiſſent que dans certains inſtans du jour & que c'eſt dans ces momens où les vents viennent dans la direction des lieux marécageux qui ſont quelquefois à une aſſez grande diſtance; & il me ſemblerait ſuffiſant de faire obſerver la nombreuſe quantité qu'on en voit aux environs des marres, pour prouver l'inſalubrité de l'air qu'on y reſpire alentour : mais je puis rapporter des exemples qui paraîtront peut-être encore plus concluants & prouveront l'importance de la précaution que je recommande quoiqu'elle ſemble minutieuſe.

Un de mes amis réſidait ſur une habitation que je viſitais journellement & y avait joui pendant quatre à cinq ans, d'une ſanté raviſſante & qui était analogue à l'heureuſe & brillante conſtitution dont il était doué; lorſque par de nouvelles circonſtances il fut obliger de quitter le logement qu'il avait occupé juſqu'à cette époque & d'en habiter un nouveau qui ſe trouvait plus à portée des établiſſemens principaux de la manufacture, mais qui malheureuſement n'était éloigné que de 15 à 20 pas d'une marre, dans laquelle on raſſemblait l'eau fournie par une très-petite ſource, dont le cours était par-fois interrompu. Cet ami ne tarda pas à éprouver les influences d'un ſi mauvais voiſinage, & malgré ſa bonne conſtitution ; quoiqu'il fût à la fleur de l'âge & qu'il menât une vie également active, qui le mettait dans le cas de s'éloigner la moitié du tems de ſon logement, il en eſſuya peu de tems après pluſieurs accès de fievre intermittente. Quoique mes premiers ſoupçons ſur la cauſe de cette maladie me parûſſent aſſez fondés; comme les fiévres de la nature de celle-ci ſont très-familieres à Saint Domingue, j'admis qu'elle pouvait être l'effet de quelque cauſe plus générale ; mais je fus convaincu du contraire par la ſuite, lorſque j'apperçus nombre d'inſectes dans le logement de mon ami ; & qu'il éprouvait une ou deux fois par an, tant qu'il continua à habiter le même ſéjour, des maladies de même nature, tandis qu'il n'en avait eu d'aucune eſpèce depuis deux ans qu'il l'avait quitté pour ſe tranſporter à Léogane, époque où je partis pour la France.

Je pourrais joindre à cette obſervation, celle de toutes les perſonnes qui étaient logées ſur la même habitation que moi, où j'avais bien remarqué deux marres infectes à peu de diſtance ; & qui furent atteintes en même tems de différentes maladies dont la cauſe occaſionnelle n'était pas douteuſe ; tandis que je n'éprouvai moi-même que quelques légères atteintes, y étant moins ſédentaire & ayant la précaution d'uſer de quelques préſervatifs appropriés : je me diſpenſerai d'entrer dans ce détail, croyant pouvoir conclure de ces obſervations qu'on ne ſçaurait être trop attentif à égoûter toutes les eaux ſtagnantes à l'entour des maiſons & que ſi l'on ne peut ſe diſpenſer d'en ramaſſer, ou que la ſituation des terreins en rende leur écoulement impraticable; alors il faut préférer des baſſins dans le premier cas, ou du moins placer les marres à la plus grande diſtance poſſible des logemens habités & les pratiquer au deſſous du vent qui regne le plus fréquemment : dans le ſecond on doit faire enſorte de placer ces mêmes logemens ſur le terrein le plus éminent & le plus élevé au-deſſus du niveau de celui qui peut être ſubmergé ou marécageux.

J'obſerverai en paſſant que lorſqu'il s'agit de faire des fouilles conſidérables à proximité des établiſſemens & que les terres ont été couvertes pendant quelque tems par des eaux ſtagnantes; on doit choiſir les tems les plus propres, ou plutôt les moins dangereux, pour ces ſortes d'opérations; au lieu de ſuivre ſeulement l'ordre des travaux comme on le pratique ordinairement. Des milliers d'exemples ne prouvent que trop, combien ces fouilles ſont dangereuſes, tant pour les ouvriers qui y ſont employés que pour ceux qui ſont à portée de reſpirer les exhalaiſons qui en émanent. Il ſerait donc important d'éviter ces ſortes d'opérations dans le moment des grandes chaleurs, & même de prévenir la néceſſité d'y avoir ſouvent recours, par l'attention de rafraîchir de tems en tems les foſſés d'égoût, afin d'en éviter les obſtructions. Peut-être même ne ſerait-il pas hors de propos de mieux choiſir le moment pour la fouille des piéces de cannes qui ſont naturellement marécageuſes. J'ajouterai en terminant ce que j'avais à dire ſur les cauſes qui contribuent à l'inſalubrité de l'air, que l'inattention de placer les parcs des animaux auprès & au milieu des établiſſemens, n'en eſt pas moins blâmable, & que ſi la crainte des voleurs ne permet pas de s'en diſpenſer, on devrait au moins avoir l'attention de les placer ſur une pente rapide & ſurtout ne pas y laiſſer accumuler & croupir le fumier qui en réſulte. La même obſervation doit être appliquée pour les fatras d'indigo qu'on entaſſe & abandonne pendant pluſieurs années aux progrès d'une fermentation, dont les effets ſont toujours dangereux pour les perſonnes qui habitent les maiſons qui ſont ſituées auprès.

Lorſque j'ai obſervé que la préſence d'une nombreuſe quantité d'inſectes indiquait aſſez poſitivement l'inſalubrité des lieux, j'ai dû remarquer, que lorſqu'elle n'était point permanente, elle était alors moins conſéquente en ce qu'ils provenaient d'une autre caufe, il eft néanmoins à propos d'ajouter qu'on doit éviter de s'expofer dans ces momens aux courants d'air qui les apportent, attendu qu'il ne peut qu'être mal fain, & chargé des émanations marécageufes des lieux à travers lefquels il a paffé.

Les alimens ne font pas moins néceffaires à notre exiftence. Ce n'eft que par eux que nous pouvons réparer les pertes continuelles que nous faifons. Il fera queftion ci après de ce qui doit être relatif aux négres particulièrement. Il s'agit d'en déterminer ici l'ufage de la maniere la plus convenable.

On ne doit jamais oublier que la fobriété eft de tous les moyens le plus propre à conferver la fanté, & que ce n'eft pas fans raifon qu'on dit en proverbe *qui boit* & *mange peu* n'eft jamais malade. Il faut cependant avoir toujours égard à l'habitude ainfi qu'à la conftitution différente de chaque fujet, lorfqu'on veut déterminer les limites de la fobriété, au-delà defquelles tout eft excès. Elles confiftent à proportionner la quantité d'alimens que nous prenons à nos pertes & à l'état des organes qui doivent les digerer : il eft aifé de concevoir que quand on agit beaucoup on éprouve des pertes confidérables & que le corps a befoin de plus grandes réparations que fi l'on mêne une vie fédentaire ; mais il n'eft pas auſſi aiſé de déterminer quelle eſt la nature des alimens qu'on doit préférer dans différents cas, eu égard au goût & aux conſtitutions d'un chacun : c'eſt pourquoi l'on doit examiner avec quelque ſoin quels ſont les alimens qu'on digere le mieux, afin d'apprendre à diſtinguer ceux qui peuvent être contraires. L'on doit enſuite préférer ceux qui peuvent corriger ou prévenir en même tems les effets des cauſes morbifiques auxquelles on ſe trouve expoſés. C'eſt d'après cette conſidération que dans un pays tel que celui de Saint Domingue, où la chaleur & l'humidité de l'atmoſphere tendent à produire des dégénérations bilieuſes putrides, on doit inſiſter de préférence ſur l'uſage des végétaux, puiſque ce ſont les alimens les plus propres à prévenir ces dégénérations. Je ne prétens pas qu'on doive ſe borner à cette ſeule eſpèce d'alimens, perſuadé qu'il y aurait en plaine beaucoup de perſonnes qui ne pourraient s'y réſoudre, ni ſupporter un pareil régime, & qu'il ne ferait pas ſuffiſamment nourriſſant pour nombre d'autres; mais on doit être perſuadé qu'il eſt très-eſſentiel de faire uſage de végétaux, en même tems qu'on uſe des alimens fournis par le règne animal. Il ſuffit de s'étayer de l'exemple de ceux qui réſident dans les mornes, & qui par choix ou néceſſité ne vivent pour ainſi dire que des légumes qu'ils ont à leur portée, pour juger combien cette nourriture peut être avantageuſe, d'après la brillante ſanté dont ils jouiſſent aſſez généralement, & combien l'on doit être réſervé ſur l'uſage des alimens gras & alkalescens, ſurtout ſi l'on ne peut en mitiger les effets par le mélange de toute eſpèce de végétaux dont on eſt quelquefois privé.

Je ne ſçaurais trop recommander de bien faire attention à la qualité du pain dont on ſe nourrit. Cet aliment eſt ſans contredit le plus néceſſaire & le plus ſalutaire lorſqu'il eſt préparé avec de la farine de bonne qualité, mais auſſi des plus dangereux lorſqu'elle eſt mauvaiſe, comme il arrive aſſez ſouvent dans les colonies, ſurtout en tems de guerre, ſoit par l'avidité de quelques marchands qui la gardent trop longtems afin d'en tirer meilleur parti; ſoit par la vente de celle qui a longtems ſéjourné dans les magaſins du Roi & qu'on veut renouveller. Le bon marché qu'on fait de cette affreuſe drogue, fait qu'on parvient toujours à la placer & qu'elle eſt enlevée. Si cependant on pouvait ſe perſuader, combien le mauvais pain eſt préjudiciable & que les maladies les plus dangereuſes & les plus graves, en ſont ordinairement le produit, on verrait que les vivres de terre ſont infiniment préférables & que le mauvais pain eſt la plus nuiſible & la plus dangereuſe de toutes les nourritures.

Ce n'eſt pas ſans raiſon que j'inſiſte ſur ce point & ſans avoir vû de terribles effets de cette cauſe pendant la guerre derniere; dans ces tems ſurtout où les farines fraiches manquant, on n'uſait que de celles qui avaient vieilli & dont la mauvaiſe qualité n'était que trop prouvée par la mauvaiſe odeur & par la quantité de mittes ou autres inſectes qu'elles recèlaient. Quoiqu'il ſoit aſſez facile de reconnaître la mauvaiſe farine, lorſqu'elle l'eſt à ce point, comme on ne manque pas alors d'uſer de différens moyens pour en couvrir les défauts apparens, il eſt important de faire connaître comment l'on peut appercevoir cette fraude; le même moyen ſervira à faire diſtinguer les farines les meilleures & les plus fraiches de celles qui le ſont moins ou qui ſont altérées par le mélange d'autres fécules végétales, comme le ſont la plûpart de celles qu'on apporte de la nouvelle Angleterre.

Il s'agit de ſçavoir que la farine de froment eſt compoſée de trois parties, l'une *amylacée* ou fécule proprement dite, appellée vulgairement amidon, la ſeconde, *partie muqueuſe* ou mucilagineuſe, & la troiſieme la *partie glutineuſe* ou vegeto animale. Pour ſéparer ces trois principes, on n'a qu'à prendre une poignée de farine & en faire d'abord une pâte en y ajoutant une petite quantité d'eau, on la malaxe enſuite dans la main en laiſſant couler deſſus un filet d'eau qu'on doit recueillir dans un vaſe tant qu'elle paraît blanchir & entraîner avec elle quelque choſe de la pâte qu'on a dans la main, & qui ſe réduit, lorſque l'eau paſſe bien claire, en une ſubſtance griſâtre, molle, très-élaſtique lorſqu'on la tire entre les doigts. C'eſt cette partie qu'on a appellé végéto-animale, en raiſon de ſon analogie apparente avec les membranes des animaux & qu'elle donne à la diſtillation les produits des ſubſtances animales; & c'eſt elle qui fournit le moyen d'épreuve dont nous devons parler. L'eau qu'on a verſé ſur la pâte & qu'on a ramaſſé dans un vaſe, dépoſe la fécule au fond, tandis que l'autre principe, *extrait muqueux & ſucré*, reſte diſſout dans l'eau & ne peut être apperçu & recueilli que par l'évaporation. Nous obſerverons maintenant que c'eſt dans les proportions convenables de ces trois principes que conſiſte la meilleure farine & que dans ce cas la partie glutineuſe conſtitue le quart de la maſſe totale à peu près. Si la farine eſt pauvre, c'eſt-à-dire compoſée de grain mal venu ou mélangée de fécules étrangères, la partie glutineuſe eſt moins abondante, tandis qu'elle manque totalement dans la farine fermentée ou pourrie, & ce déficit eſt plus ou moins complet, ſelon que la fermentation eſt plus ou moins avancée. C'eſt en raiſon de ſon analogie avec les ſubſtances animales,

males, qu'on ſçait être plus putreſcibles que les autres, que la partie glutineuſe ſe décompoſe lorſque les farines ont vieilli ou ont été mouillées, ſurtout dans les pays chauds. Comme les farines étrangeres qu'on eſt dans le cas de mêler à la farine de froment, ne contiennent que très-peu & preſque pas de matiere glutineuſe, il ſera facile de diſtinguer même les farines les plus fraiches ainſi mélangées, d'avec celles qui ne le ſont pas. Il faut néanmoins convenir que cette fraude eſt infiniment moins conſéquente que toutes celles qu'on employe pour donner à la farine altérée l'apparence d'une bonne qualité, & que même ce mélange de différentes fécules végétales, eſt un moyen de reſſource qui devrait être employé de préférence, lorſque la bonne farine eſt rare ou trop chere, à celles qui ſont altérées & qu'on achete à vil prix.

Il eſt important d'ajouter que la partie mucoſo-ſucrée eſt moins abondante dans le froment que dans l'orge, la patate &c., que c'eſt cette partie qui contribue le plus à la fermentation ſpiritueuſe ou vineuſe & enſuite acide. C'eſt pourquoi ces alimens ſont ſi venteux & s'aigriſſent ſi facilement dans l'eſtomac de ceux qui ſont naturellement ſujets aux aigreurs ou chez leſquels les digeſtions ſe font lentement : auſſi ne devrait-on uſer des patates en ce cas, qu'avec beaucoup de modération, à moins de n'en prendre que la fécule pure, qui, ainſi que celle du mais, du manioc, peuvent fournir des crêmes ou autres alimens nouriſſans légers & point malfaiſans.

Si les erreurs qu'on commet ſur le choix des alimens ſont ordinaires & nuiſibles à Saint Domingue; celles qu'on commet par le peu de ſobriété avec laquelle on en uſe, ſont encore plus fréquentes, par l'habitude qu'on a d'y ſervir les tables avec profuſion & de les couvrir de mets très-variés. Les effets qui réſultent du mélange de cette multiplicité d'alimens, ſont d'autant plus préjudiciables, que la variété des apprêts porte toujours à l'intempérance du moment, & que l'appétit au lieu d'être naturel, n'eſt excité que par des moyens factices ou artificiels. Qu'on ſache que l'immortel Boërhaave répondit, quand on lui demanda quelles étaient les cauſes des nombreuſes maladies auxquelles nous ſommes ſujets aujourd'hui & que les anciens ignoraient? *Qu'il fallait compter les cuiſiniers*; alors on verra juſqu'à quel point il était perſuadé que leur art peut y contribuer. Cette opinion eſt d'autant plus fondée, que nous ſçavons que la plûpart de nos indiſpoſitions proviennent de mauvaiſes digeſtions, & que ceux qui vivent le plus ſobrement, ſont ceux qui en éprouvent de moins fréquentes.

Il ſerait d'autant plus néceſſaire de ſe perſuader

de cette vérité à Saint Domingue, que les organes digestifs y sont naturellement affaiblis & ne peuvent exercer complettement leurs fonctions, que tout autant qu'on a l'attention de ne pas les surcharger & de les aider même par des moyens convenables. De ce que l'estomac serait en état de recevoir une quantité sur-abondante d'alimens, sans qu'on en éprouvât des symptomes de pesanteur & de tension dans cet organe, des oppressions ou assoupissemens si propres à caractériser cette espèce d'excès; il ne faudrait pas se figurer que l'on n'aurait pas dépassé les bornes d'une sobriété raisonnable, ainsi qu'on l'imagine ordinairement : il ne faut jamais oublier, qu'indépendamment du premier travail de la digestion qui s'opère dans les premieres voyes, il en est un second encore plus important, & dont l'imperfection amene des suites encore plus dangereuses & plus fréquentes. Cette seconde digestion consiste dans le travail des organes qui constituent les secondes voyes, de maniere que le chile, qui est le produit de ceux qui ont eu leur action sur la pâte alimentaire dans les premieres, en devient propre à être assimilé à nos fluides & à nos solides; mais il faut pour que cette assimilation ait lieu, que ces mêmes organes secondaires soient dans leur intégrité convenable, & que les forces toniques soient justement proportionnées aux forces digestives, ſans quoi les nouveaux ſucs, privés de la principale circonſtance qui doit perfectionner leur élaboration, deviennent impropres à fournir complettement aux réparations néceſſaires, & ne manquent pas de donner lieu à une infinité d'indiſpoſitions diverſes, en raiſon des différentes dégénérations qu'ils peuvent éprouver ou des différens organes qui peuvent en être affectés.

C'eſt d'après de ſemblables conſidérations, qu'on pourra ſe repréſenter pourquoi les alimens de la plus facile digeſtion, mais trop ſucculens, pris en trop grande quantité, nuiſent aſſez ſouvent aux convaleſcens d'une longue maladie, quoiqu'ils n'en éprouvent point d'abord, les ſymptomes des indigeſtions dont le ſiege eſt dans les premieres voyes; tandis que le même inconvénient n'a pas lieu chez ceux qui n'ont pas reſté longtems malades, quoique les pertes qu'ils ont éprouvées aient été auſſi conſidérables. On voit que dans ce dernier cas, les forces toniques ne ſont pas dans l'état de langueur où le premier les a réduites. Il ſera donc à propos d'avoir toujours égard au rapport qu'il peut y avoir entre les forces toniques & les forces digeſtives, lorſqu'on voudra régler quelle doit être la quantité d'alimens que l'on doit prendre; & d'après cette même conſidération on pourra déterminer quels ſont les cas où il convient de prendre quelque exercice après le repas & quels sont ceux où le repos est préférable & plus avantageux. C'est-à-dire, que si les forces toniques sont très-affaiblies, ou qu'étant dans leur intégrité, des pertes considérables qui auraient précédé ne reclameraient pas de grandes réparations ; il serait alors essentiel d'aider le travail de la digestion, par un doux exercice quelque tems continué ; tandis que le repos & même le sommeil seraient préférables & même nécessaires à de faibles constitutions. Sans ce repos les forces toniques, distribuées ailleurs que sur les seuls organes qui doivent opérer la digestion des sucs alimentaires, deviendraient insuffisantes. Il sera facile d'après cette digression de résoudre la question, s'il est toujours à propos de prendre de l'exercice après le repas, & d'où vient que dans les pays chauds la nature semble nous indiquer de préférer l'inaction : & enfin d'où vient ; *eu égard à l'intempérance avec laquelle la plûpart des hommes y vivent*, en considérant généralement sur-tout la débilité des organes digestifs, d'où vient dis-je, que l'habitude où l'on est de se coucher pour ainsi dire au sortir de table, est si pernicieuse à ceux qui jouissent d'une médiocre santé ou qui sont un peu avancés en âge. Du moins devraient-ils souper plus légèrement, ou ne prendre le soir que des alimens très-faciles à digérer.

J'obſerverai quant aux boiſſons, que quoique l'eau ſoit généralement regardée comme la plus ſalutaire & comme le meilleur diſſolvant des alimens, l'uſage modéré du bon vin, m'a paru préférable dans quelques circonſtances & néceſſaire dans d'autres.

Si l'on ſe rappelle ce que j'ai dit ſur la conſtitution naturelle de l'air de S. Domingue ; qu'il eſt chaud & humide, & que dans nombre de quartiers, les exhalaiſons marécageuſes le rendent mal ſain, ſurtout dans certains tems de l'année ; on verra que dans ce cas l'uſage du vin ne peut qu'être utile, ſi l'on fait attention avec quels ſuccès on l'a employé dans les maladies des priſons, ou dans des épidémies où cet *élément* (1) était altéré dans ſes principes. On verra que le vin eſt propre à prévenir l'état de relâchement des fibres de l'eſtomach & à corriger, ou du moins à mitiger, la mauvaiſe qualité de certaines eaux qu'on eſt quelquefois obligé de boire à S. Domingue, dans quelques quartiers, à défaut de meilleures (2). Il

(1) Je me ſers ici de l'expreſſion généralement admiſe, quoique contradictoire avec celle de *principes* que j'ajoute enſuite, afin de donner à entendre que le fluide que nous reſpirons & qui compoſe l'atmoſphère dans laquelle nous ſommes plongés, eſt compoſé de différens principes.

(2) Pour connaître la pureté des eaux & le choix

eſt aiſé de voir que dans toute autre circonſtance que dans celles que je viens de déſigner, l'on pourrait ſe paſſer de vin & boire de l'eau indifféremment ; cependant ſi l'on fait attention que l'on eſt porté, par la ſeule ardeur du climat, à boire plus fréquemment & plus copieuſement ; que le relâchement de l'eſtomach & l'atténuation des ſucs qui ſont ſi eſſentiels aux digeſtions ſont l'effet de boiſſons aqueuſes, ſurtout priſes en trop grande quantité ; on verra que l'uſage modéré du vin, eſt d'autant plus préférable qu'il eſt bien plus propre à étancher la ſoif, ſi l'on a l'attention de le boire bien trempé, ainſi que je l'entends quand j'en conſeille l'uſage. Car, autant il me paraît utile bû avec cette modération, autant je le crois préjudiciable lorſqu'on en uſe avec excès & qu'on le conſidere autrement que comme un cordial excellent, dont il ne faut uſer qu'à propos, ainſi que de beaucoup d'autres li-

qu'on doit en faire, il faut ſavoir que celles qui viennent des montagnes ou qui ſortent des ſources, qui ſont à leurs baſes & ont un court rapide ſont les meilleures, admettant qu'elles ſont en même tems, pures, limpides, &c., que celles qu'on trouve dans les plaines & qui ont un courant viennent enſuite, & qu'on doit préférer celle des rivieres priſe dans le milieu de leur courant, à celle de puits ou ſources ſtagnantes.

queurs, dont on n'abuse que trop; & dont les effets sont encore plus dangereux dans les pays chauds.

Quant aux autres boissons dont on est dans le cas de faire usage à Saint Domingue, pourvu que ce ne soit qu'avec une certaine modération, & qu'elles ne soient ni trop spiritueuses ni trop relâchantes, elles ne sont pas contraires. J'observerai seulement, quant à celle du café, dont l'usage est encore plus familier dans cette colonie qu'ailleurs; qu'il ne convient nullement à ceux qui sont maigres & d'un tempérament bilieux ou mélancolique, ni à ceux qui ont le genre nerveux très-irritable ou dont le sang est chaud & sec, & que ces personnes doivent au moins n'en prendre qu'avec modération, si l'habitude déjà contractée le leur a pour ainsi dire rendu nécessaire : encore conviendrait-il, qu'ils le prissent affaibli avec le lait d'amendes, plutôt que de le prendre pur. Il est au contraire nombre d'autres personnes qui se trouveront très-bien de l'usage modéré de cette boisson, & c'est même le plus grand nombre; tels sont les tempéramens pituiteux & froids, dont la fibre est molle & relâchée, & qui faisant peu d'exercice ou menant une vie trop sédentaire, ont besoin de quelque stimulant pour faire circuler les humeurs qui, comme on sçait, tendent assez souvent aux stagnations ou engorgemens, surtout chez ceux qui passent une bonne partie de leur vie dans leur lit ou dans l'inaction.

Quoiqu'on ne fasse pas un aussi grand usage du thé dans nos Colonies que dans le nord du continent; je crois devoir observer que l'abus de cette boisson pourrait y être préjudiciable, & que ceux qui se sont faits une habitude d'en prendre, devraient avoir l'attention d'y ajouter une petite quantité d'une liqueur un peu cordiale, telle par exemple que l'élixir de Garus ou Srougton, une petite quantité de rhum &c., & même qu'on ferait bien de préférer l'infusion de la feuille d'oranger en guise de thé, lorsque l'état de faiblesse ou de débilité de l'estomac annonce, ainsi que l'on ne le voit que trop souvent dans les pays chauds, une trop grande mobilité. Cette boisson étant amère & tonique, convient non-seulement à cet état, mais même comme préservatif contre les influences de la saison chaude & humide. Elle convient conséquemment sous ce point de vue, à ceux qui habitent les lieux humides ou marécageux, & n'en sera que plus salutaire en y ajoutant du bon vin au lieu de toute autre liqueur plus spiritueuse.

L'on ne peut douter que le sommeil ne soit bien utile & même indispensable & que les veilles immodérées ne soient toujours préjudiciables ; mais on ne doit pas ignorer non plus, qu'un ſommeil trop longtems continué peut être très-nuiſible, ſurtout dans les pays chauds, & que ce n'eſt qu'autant qu'on en proportionne la durée au beſoin qu'on en a, qu'il peut être ſalutaire. L'on pourra déterminer d'une maniere aſſez préciſe quel eſt le tems qu'il convient d'y donner, en faiſant attention que ceux qui ſont de plus grandes pertes pendant la veille & qui fatiguent le plus, ſont en général ceux qui en ont le plus beſoin; cependant on a une régle encore plus poſitive en faiſant attention que le corps eſt, après un ſommeil juſtement proportionné, dans un état d'alacrité & de légéreté qu'on ne ſent pas quand le ſommeil eſt trop long ou inſuffiſant. C'eſt d'après ce ſigne que chacun doit régler le tems qui doit appartenir au repos. Alors on verra qu'il eſt aſſez rare, que, dans un climat où tout ſemble inſpirer la non-chalance & la molleſſe, on ne s'y livre pas un peu trop & que ce doit être une des principales cauſes qui contribuent le plus à l'atonie des organes, & conſéquemment à la plûpart des maladies qui doivent en réſulter & dont les exemples ſont ſi multipliés. Je crois être d'autant plus fondé dans ces réflexions, que j'ai aſſez conſtamment obſervé que ceux qui ſe livraient le moins au ſommeil jouiſſaient aſſez communément d'une meilleure ſanté.

Je remarquerai en paſſant, qu'on doit toujours faire enſorte de ſe lever de bonne heure, afin de reſpirer la fraicheur du matin, & que quoiqu'on ait beaucoup diſputé ſur les avantages & déſavantages de *la méridienne*, elle eſt, généralement parlant, avantageuſe à Saint Domingue, & qu'on peut s'y livrer ſans crainte à cette envie de dormir que la nature ſuſcite vers le milieu du jour, ſurtout après le repas, ſoit que cela provienne des excès de chaleur, du travail de la digeſtion, ſoit de ce que le ſommeil de la nuit aura été inſuffiſant; ſurtout ſi l'on a l'attention de ne pas dormir trop longtems & de prendre ce court ſommeil dans une ſituation légèrement inclinée en arriere & aſſis dans un fauteuil ou autre ſiége analogue.

Quoique je conſeille ſouvent l'exercice, comme un des moyens les plus eſſentiels à Saint Domingue, on ne doit point ignorer qu'il ne peut être réellement avantageux, qu'autant qu'il n'eſt point exceſſif, ni dans le cas de provoquer des ſueurs trop abondantes, qui ne pourraient qu'être contraires, en ce qu'elles ne manqueraient pas d'affaiblir. Rien n'eſt cependant plus ordinaire que d'entendre dire à Saint Domingue qu'il faut y ſuer pour s'y bien porter & d'entendre féliciter ceux qui ſuent abondamment même ſans cauſe manifeſte. Si l'on faiſait cependant attention que, dans ce dernier cas, les ſueurs ne ſont qu'un effet de l'extrême faibleſſe des perſonnes ; & que, dans le premier, cette perte n'a d'autre propriété que d'affaiblir, du moins dans l'état de ſanté ; on verrait qu'il vaudrait encore mieux la prévenir que l'exciter. Que réſulte-t-il en effet de ces ſueurs exceſſives ? Si le corps eſt aſſez robuſte pour les ſupporter & ne pas en être épuiſé, l'on en éprouve toujours une ſoif extrême, qu'on tâche de calmer par des boiſſons abondantes qui ne manquent pas d'affecter ou de relâcher l'eſtomac, à moins qu'on ne les rende toniques par quelque ſpiritueux ; mais alors elles manquent une partie de leur effet. Quand on ſçait quelle eſt l'énorme quantité d'humeur que nous perdons par la voie de l'inſenſible tranſpiration ſeulement, on n'eſt plus étonné de la ſoif exceſſive qu'on eſt dans le cas d'éprouver, lorſque les ſueurs viennent ſe joindre à une perte auſſi abondante. Il n'eſt donc pas douteux qu'elles ne ſoient réellement préjudiciables, eu égard à l'état de faibleſſe qui doit s'enſuivre & que ſi elles doivent être conſidérées comme avantageuſes dans certain cas, ce n'eſt que dans quelque état morbifique & où elles peuvent entraîner des levains ou principes morbifiques étrangers qui ſeraient contenus dans nos humeurs & qui ne manqueraient pas d'y nuire, ſi leur dépuration qui a lieu par la ſueur, venait à être interrompue, comme je l'ai déjà obſervé.

C'eſt ſans doute ſous ce point de vue qu'Hippocrate dit que les corps qui tranſpirent bien, ſont plus faibles & plus ſains que les autres, & ſe délivrent facilement des maladies; tandis que ceux qui ſont plus robuſtes & qui tranſpirent mal, s'en délivrent plus difficilement; puiſqu'il dit en même tems que ceux qui tranſpirent peu, lorſqu'il n'ya point maladie, ſont plus forts: nous pouvons donc conclure que les ſueurs ne ſont réellement avantageuſes qu'à ceux qui recèlent quelque levain ou principe morbifique dans leurs humeurs, & qu'hors cette circonſtance elles ſont réellement contraires.

Enfin il ſuffit de dire que les paſſions ne ſont que des fonctions erronées de l'ame, ou plutôt des déréglemens de l'imagination pour que l'on puiſſe ſe figurer combien elles peuvent être préjudiciables, en remarquant que toutes les fonctions, même celles qui ſont les plus importantes à notre exiſtence, peuvent en être altérées. Ce n'eſt pas ici le cas de parler des différentes maladies morales qui en ſont les effets & qui ſont ſouvent d'autant plus opiniâtres & dangereuſes, que les médecins les plus habiles ne peuvent y remédier efficacement, que lorsque les malades contribuent eux-mêmes à leur guériſon, en joignant aux avis qu'on peut leur donner, ceux que la raiſon ſeule peut & devrait leur dicter. Je me contenterai d'obſerver que le chagrin & la colere ſont de toutes les paſſions celles qui contribuent le plus aux fréquentes maladies qu'on éprouve dans les pays chauds & à les rendre dangereuſes : à raiſon de la faibleſſe & de l'extrême irritabilité des organes & de la propenſion naturelle des humeurs vers la dégénération bilieuſe : c'eſt pourquoi l'on doit en éviter ſoigneuſement l'occaſion ou du moins le plus qu'on le peut.

SECTION IIe.

SI le pere de la médecine a commencé par nous faire enviſager les difficultés ſans nombre que préſente l'art de guérir, & a dit qu'en raiſon de l'étendue des connaiſſances qu'il jugeait néceſſaires, la vie de l'homme était courte pour acquérir toutes celles qui y ont rapport ; on ne ſera pas étonné qu'on ait diviſé ce même art en trois parties, qui, quoique tendants au même but, c'eſt-à dire à la conſervation de l'eſpèce humaine, pouvaient être ſéparément exercées. Dès-lors la partie qui concerne la médecine proprement dite, a été diſtinguée de celle qui appartient à la chirurgie ; & l'une & l'autre ont été comme ſéparées de la troiſieme qui a rapport à la pharmacie.

Je ne parlerai pas des avantages qui ont pû réſulter de cette diviſion, ni du danger qu'il y auroit à admettre ponctuellement un tel démembrement & à s'y reſtreindre ; puiſque tout homme de l'art un peu inſtruit ne peut qu'être étonné de la parité de phénomenes qu'on obſerve entre la plûpart des maladies qui ont été décernées à la chirurgie, & celles qui concernent les médecins ; & que de cette comparaiſon il réſulte ſouvent des lumieres dans l'emploi des remèdes convenables pour le traitement des maladies internes. C'eſt une preuve évidente que, ſi le chirurgien peut ſe borner à connaître les maladies externes ; le vrai médecin ne peut ſe diſpenſer de joindre à la connaiſſance des maladies internes, celles qui ont rapport à la théorie chirurgicale. Au reſte quelqu'eſſentiel qu'il puiſſe être que les uns & les autres s'occupent plus particulierement de ces différentes parties, eu égard au vaſte champ que chacune peut préſenter ; il n'en eſt pas moins vrai que ceux qui veulent exercer dans les colonies, ſur-tout en plaine, ne doivent pas avoir beaucoup d'égard à la diviſion importante dont nous parlons & qu'il eſt à propos qu'ils ſoient également verſés en chirurgie comme en médecine, puiſqu'ils ſont dans le cas d'être employés journellement pour l'un & l'autre objet & qu'il ſeroit à ſouhaiter qu'ils euſſent en même tems des connaiſſances pharmaceutiques, tant pour pouvoir connoître aiſément les drogues ſophiſtiquées, que pour réfuter celles qui ſeront altérées, & pouvoir ſuppléer, dans le beſoin, aux remèdes qu'on n'a pas, par d'autres d'une vertu analogue ou *ſuccédanés*.

En réfléchiſſant que le nombre de remèdes qu'on trouve dans la pharmacie d'un habitant n'eſt pas conſidérable, qu'ils vieilliſſent ſouvent, du moins certains, & qu'il en eſt beaucoup qui peuventent s'altérer en très-peu de tems par la grande humidité de l'atmoſphere, tandis que d'autres perdent de leur activité; il ſera facile de voir combien il eſt important de connaître les remèdes d'une maniere un peu particuliere, & que ſouvent faute de cette connaiſſance, on peut manquer non-ſeulement de tirer parti de l'occaſion qui en indique l'emploi, mais même qu'on peut en adminiſtrer qui peuvent avoir un effet contraire ou nuiſible.

Lorſqu'on fait attention qu'il eſt aſſez rare que les gens de l'art qui ſe ſont occupés en France avant de paſſer dans les colonies, ſe ſoient également adonnés à la médecine & à la chirurgie, qu'ils ſoient également verſés dans l'une & l'autre partie

partie & que ceux qui ſe ſont adonnés à la médecine proprement dite, ignorent le plus ſouvent ce qui a rapport à la partie chirurgicale; tandis que ceux qui ſe ſont livrés à cette derniere, n'ont pas ordinairement grandes de connaiſſances de ce qui concerne les maladies internes : on ne peut s'empêcher de convenir qu'on ne peut gueres compter ſur l'utilité des uns & des autres, dans les cas qui ne ſont pas de leur compétence, & que le réglement touchant les pouvoirs d'exercer eſt eſſentiellement vicieux, puiſqu'on les obtient ſans aucune diſtinction & ſans qu'on ait exigé des épreuves convenables & ſuffiſantes. Il ſerait ſans doute plus avantageux que chacun de ces états fût exercé par deux perſonnes différentes, ainſi qu'ils le ſont dans la plûpart des villes d'Europe & même dans les plus conſidérables de nos Colonies; & quoique cette circonſtance dût induire les propriétaires des habitations à une dépenſe de plus; l'avantage inappréciable qu'il en réſulterait, de pouvoir compter avec plus de certitude ſur la capacité des uns & des autres pour la partie qui les concernerait, ne pourrait que dédommager de ce petit ſacrifice. Mais peut-on ſe flatter qu'un tel avis, quelque important qu'il puiſſe être, ſera jamais accueilli ? J'en doute. Or comment remédier aux conſéquences d'un uſage ſi mal établi ? C'eſt à MM. les Médecins & Chirurgiens du Roi, à repréſenter qu'il conviendrait que ceux qui ſe propoſent d'exercer en plaine, & qui voudraient en obtenir le droit, fuſſent obligés de ſubir des examens aſſez rigoureux pour qu'on fût convaincu de leur capacité ſur l'un & l'autre objet, s'ils ne veulent pas ſe reſtraindre à la partie qui leur convient le plus, plutôt que d'accorder aux uns & aux autres des pouvoirs illimités. Il n'eſt pas douteux que ſi ceux qui ſont prépoſés à cet effet étaient toujours aſſez juſtes & aſſez éclairés pour remplir dignement les devoirs d'une charge auſſi eſſentielle, ils préviendraient bien des malheurs dont ils ont ſouvent été la cauſe premiere. Ils doivent faire attention qu'il importe bien moins que ceux qui prétendent au droit d'exercer, aient paſſé dans un des hôpitaux de la Colonie le tems preſcrit par l'ordonnance, que de s'aſſurer de leur capacité par des examens convenables, à moins qu'on ne manquât dans les hôpitaux du nombre d'éleves néceſſaires pour le ſervice, ce qui n'arrive gueres. Il eſt aiſé de voir que c'eſt là le point le plus important, celui auquel le public eſt le plus intéreſſé, & que le reſte n'eſt qu'une formalité très-inſuffiſante pour ceux qui ſeraient totalement dépourvus de connaiſſances en entrant dans les hôpitaux, tandis qu'elle eſt très-onéreuſe à ceux qui ſont dans un cas contraire. Je croirais même que cette eſpèce de contrainte doit contribuer à des abus d'un autre genre, & qu'elle ne peut avoir quelque utilité que lorſqu'on la fera valoir pour ceux là ſeulement qui ne ſont pas dans le cas de mériter la confiance du public, je m'explique.

Dès que ceux qui voudront exercer leur état ne pourront plus s'excuſer ſur la longueur du tems qu'il faudrait paſſer dans un hôpital, puiſque nous croyons qu'il ſuffit de s'y être mis au fait des particularités que les influences du climat peuvent préſenter dans la marche & le traitement des maladies, & qu'on ſera perſuadé qu'il ſuffit d'être inſtruit pour obtenir les pouvoirs d'exercer; chaque habitant, même ceux qui ſeront les plus éloignés des chefs lieux & qui ſont les moins propres à juger du mérite de ceux qui voudront s'occuper dans leur quartier, doutera avec quelque raiſon des talens de ceux qui chercheraient à leur en impoſer, s'ils n'étaient pas munis de lettres de maîtriſe ou ſi leurs noms n'étaient pas portés ſur les étrennes américaines. On ſçait que pour y être inſcrit il faut produire les titres en vertu deſquels on a ce droit. Je ſçais que la plûpart s'en diſpenſaient autrefois, attendu que cette formalité n'aboutiſſait pas à grand choſe, & qu'aucun réglement n'y obligeait. Ayant cependant réfléchi que c'était un moyen de plus pour démaſquer quelques-uns de ces charlatans, qui ſe permettent d'exercer ſans titre un état auſſi délicat que celui dont ils ignorent les premiers élémens ; je penſe qu'il ſerait à propos que les Médecins & Chirurgiens qui ont droit d'exercer, conſentiſſent à cette petite formalité, puiſqu'il eſt de leur intérêt de ne pas être confondus parmi ceux qui ne doivent être regardés qu'avec mépris.

Quelques étrangeres que paraiſſent les réflexions que je viens de faire, au but que je me ſuis propoſé, on n'aura pas de peine à ſe perſuader qu'elles y ont quelque rapport, ſi l'on fait attention que l'iſſue d'une infinité de maladies dépend ſouvent du plus ou du moins de connaiſſances de ceux qui ſont appellés pour y remédier, & qu'il eſt toujours de la plus grande conſéquence, qu'ils ſoient très-inſtruits & ſurtout dans le cas d'agir utilement ; ou du moins qu'il ſoient aſſez prudens pour ne pas agir d'une maniere préjudiciable. Combien de fois n'a-t-on pas été fort en peine dans ce choix, avant que nos Colonies aient été fréquentées autant qu'elles le ſont aujourd'hui ? Cet inconvénient, quoique moins ordinaire, exiſte encore dans quelques-uns de ces petits quartiers qui préſentent trop peu d'avantages pour y attirer les gens de l'art les plus éclairés. On n'y voit encore que trop de ces perſonnes qui s'imaginent étaler leur ſçavoir & prouver leur utilité, en raiſon de la multiplicité de remédes qu'ils employent & dont ils ſurchargent l'eſtomac de leurs malades. Ce n'eſt pas que je blâme l'emploi varié de différens remédes, lorſque les indications en exigent de différentes eſpèces, ſoit quant à la nature du mal, ſoit quant au goût & dégoût que les malades en éprouvent; mais il eſt ſi important de faire la médecine d'une maniere ſimple, dans des lieux où l'on eſt ſouvent au dépourvu des choſes même les plus eſſentielles, que j'ai crû devoir faire cette réflexion pour que les habitans ſoient un peu plus perſuadés qu'il y a au moins autant du mérite à guérir avec les moyens les plus communs, lorſque parmi ceux-là il en eſt dont les propriétés ſont auſſi énergiques que celles de nombre de remèdes dont on peut ſouvent ſe paſſer.

Il ſemblerait d'après la méfiance que je cherche à inſinuer contre les perſonnes de l'art qui ſont établies dans les plus petits quartiers de la Colonie, qu'on doit y être fort à plaindre & le plus ſouvent au dépourvu de ſecours. Nous conviendrons néanmoins avec plaiſir, que le nombre de ceux contre leſquels il eſt permis de s'élever, n'eſt plus auſſi multiplié qu'il l'était autrefois & que dans la plûpart des quartiers, même de ceux qui ſont les moins intéreſſans & les moins étendus, on peut y trouver quelques perſonnes qui ſeront toujours utiles auprès des malades. Elles ne le feront peut-être pas autant qu'on le déſirerait; mais ſi l'on fait attention qu'il faudrait que tout Médecin ou Chirurgien qui veut exercer en plaine ou dans le morne, fût inſtruit non-ſeulement ſur les maladies internes & les externes ou chirurgicales, mais même ſur les maladies des yeux, ſur les accouchemens, &c. &c.; objets qui occupent ailleurs & ſont comme diſtribués à différentes perſonnes: il ſera facile d'en conclure, que tant qu'une ſeule perſonne ſera prépoſée pour ſuffire ou remédier à ces différens cas, il ſera comme impoſſible qu'elle y ſatisfaſſe complettement: cela prouvera combien j'étais fondé, en m'élevant contre une habitude auſſi préjudiciable.

Comme il eſt fort douteux que les réflexions que je viens de faire, aient quelque effet, tant je ſuis perſuadé de la multiplicité d'obſtacles qui s'y oppoſent, je terminerai par un avis qui doit intéreſſer tous les habitans & que je crois aſſez eſſentiel. Qu'ils ſçachent que la méfiance qu'ils ont ordinairement à l'égard des nouveaux venus, eſt aſſez généralement bien fondée, & qu'il eſt rare que ceux qui paſſent dans les Colonies, pour y exercer la médecine ou la chirurgie, ſoient beaucoup verſés dans la pratique de l'un ou de l'autre état, & plus rarement encore qu'ils le ſoient dans l'une & l'autre ; conſéquemment que s'ils peuvent être utiles dans les premiers tems de leur ſéjour, ce ſera toujours dans la partie à laquelle ils ſe ſont adonnés plus particulièrement. Ce ſerait ici le cas de prouver combien à mérite égal, ceux qui ſont déjà anciens au pays doivent avoir la préférence ; non pas que je croye que les maladies qu'on éprouve dans les Colonies ſoient d'une nature totalement différente de celles de même genre qu'on obſerve dans d'autres pays, comme je l'ai quelquefois entendu dire ; mais bien en raiſon de quelques particularités qu'elles préſentent, & de ce qu'on ne peut douter que ceux qui pratiquent depuis quelque tems ne ſoient en général bien plus eſſentiels & plus inſtruits.

Cette circonſtance me paraît d'autant plus importante, que je ne ſçaurais trop recommander d'épargner à ces mêmes perſonnes, autant que faire ſe peut, les déſagréments qui décident la plûpart d'entr'eux à ceſſer leurs fonctions, dans le moment où elles pourraient être le plus utiles. Si l'on prenait la peine de réfléchir que de tous les états que les Européens vont faire dans les Colonies, celui d'y ſoigner des malades eſt le plus eſſentiel, un des plus pénibles, & peut-être celui qui offrirait un plus grand nombre d'exemples, que dans tout autre, de perſonnes qui y ont ſuccombé ; on verrait que tous ceux qui s'en occupent méritent des égards, même de la part du gouvernement, & qu'ils avaient quelque droit de prétendre aux places dont on les a comme exclus en dernier lieu, & à jouir des priviléges d'exemption qui ne font accordés qu'aux Médecins, ou aux Chirurgiens brévetés feulement; comme fi ceux qui ne jouiffent pas d'une de ces deux prérogatives étaient moins utiles & moins néceffaires au public que les autres.

SECTION IIIᵉ.

PARMI les différentes claffes des perfonnes qui habitent les Colonies, celle des habitans propriétaires eft fans doute la plus effentielle; vient enfuite celle des Européens qui s'y font tranfplantés. Mais de quelle utilité feraient les uns & les autres à l'Etat, fans celle de ces êtres malheureux, que le droit & la rigueur de l'efclavage foumet à leurs ordres & à leur volonté? Ce n'eft qu'à l'aide de leurs bras qu'on trouve à la fuperficie de la terre des tréfors, qui loin de s'épuifer, produifent de plus en plus à mefure qu'on perfectionne l'art de la cultiver. Il fuffirait de réfléchir que les Colonies ne peuvent exifter fans eux, pour fentir combien il importe de s'occuper des moyens qui tendent à les conserver, si le cri de l'humanité ne m'en avait suffisamment persuadé. L'on verra dans cet essai que la plûpart de mes réflexions leur sont relatives, & que toutes celles que je fais dans la section qui suivra celle-ci, leur sont particulieres.

S'il est des causes physiques & inévitables parmi celles qui peuvent influer sur la constitution & le tempérament des créoles, il en est qui ne le sont pas & qui n'en sont pas moins conséquentes par le peu d'attention qu'on porte à les éviter, ou par les suites qu'elles peuvent avoir. Arrêtons-nous un moment sur les cruels effets d'un virus qui se propage de plus en plus dans toutes les parties du globe, & dont les exemples sont encore plus fréquens en Amérique que partout ailleurs. C'est à cette terrible cause que j'ose attribuer cette espèce d'appauvrissement de constitution qu'on a beaucoup trop attribué aux influences du climat. On se convaincroit peut-être plus facilement de ce que j'avance, si l'on pouvoit se persuader que malgré la multitude de moyens que l'art a imaginés pour combattre & guérir cette maladie, ils sont tous insuffisans lorsqu'elle est trop invétérée & que le virus est trop profondément établi; que souvent, ce virus peut rester caché chez certains sujets pendant une suite d'années sans se manifester au dehors, si ce n'eſt ſur les perſonnes avec leſquelles ils communiquent ; tandis que d'autres fois, il ne paraît ni chez les uns ni chez les autres avec aucun des ſymptômes qui lui ſont propres, mais ſe déguiſe ſous l'apparence d'une infinité d'autres maladies. Celles-ci ſont ordinairement longues & opiniâtres, & ſouvent incurables ſi l'on n'y obvie par des remèdes d'une nature différente de ceux qui ſemblent indiqués par les ſymptômes de la maladie apparente.

Si l'on doutait, comme j'ai occaſion de le voir quelquefois, qu'il ſoit poſſible qu'un virus étranger puiſſe reſter caché pendant quelque tems ſans ſe manifeſter par quelque ſymptôme extérieur ; ſans citer des exemples multipliés & bien certains, dont on douterait peut-être encore, je me bornerai à deux comparaiſons qui, je penſe, ſont ſans réplique. Doutera-t on que le virus goutteux exiſte réellement dans le corps d'une perſonne qui en eſt atteinte, quoiqu'il ſe porte bien pendant les intervalles des accès? Non ſans doute; du moins les meilleurs médecins ne le penſent pas, lorſqu'ils recommandent expreſſément d'avoir égard au virus arthritique dans toutes les maladies que les goutteux ſont dans le cas d'éprouver. D'ailleurs n'a-t-on pas des exemples de charbons peſtilentiels ſortis tout-à-coup à des perſonnes qui paraiſſaient être en parfaite ſanté & qui meurent en très-peu de tems, tandis qu'on en a vu d'autres tomber morts dans les rues en allant à leurs affaires. Tout cela ne prouve que trop qu'on peut porter en soi pendant quelque tems un levain de maladie quelquefois très dangereux, sans s'en appercevoir, & que s'il ne produit point alors de mal sensible, c'est qu'il n'a pas encore acquis le dégré d'intensité suffisant pour altérer la constitution ou pour surmonter celui de l'énergie vitale qui s'oppose à son développement & qui veille sans cesse à la conservation de tout être vivant, tant que les causes qui tendent à le détruire ne lui sont pas prépondérantes. On ne doit donc pas être étonné que des enfans viennent au monde maléficiés, tandis que leurs pere & mere jouissent d'une bonne santé en apparence. D'ailleurs en admettant que la question que nous traitons ne soit pas encore bien décidée, puisqu'il y a des auteurs qui sont d'une opinion contraire, ce doute ne suffit-il pas pour qu'il faille pancher pour l'affirmative ?

Ayant au reste observé plusieurs fois à Saint Domingue que ce virus existe assez souvent sans se manifester au dehors, & ayant réfléchi sur le genre de vie des hommes qui y sont, ne doit-on pas présumer qu'ils courrent ou ont couru les plus grands risques, & qu'il est assez probable que plusieurs doivent en être atteints. Cette ſeule réflexion doit en faire faire de bien ſérieuſes ſur le paſſé, à tous ceux qui ſe diſpoſent à s'établir, & leur donner à penſer qu'ils ne devraient rien négliger à cette époque pour prévenir les ſuites qui peuvent réſulter de trop de ſécurité, pour peu que des ſoupçons ou les apparences leur en démontrent la néceſſité. Je ne doute point de l'utilité de cet avis, et que ſi l'on y avoit plus de foi, le nombre de ces jeunes infortunés qu'on ne met au monde, ce me ſemble, que pour y traîner une vie languiſſante, ſeroit beaucoup moindre. Leurs innocentes meres ne ſeroient pas ſi ſouvent dans le cas de gémir des maux qu'elles n'éprouvent que trop & qui ſont d'autant plus conſéquens, qu'elles ſont ordinairement victimes du cruel ſilence qu'une honnête pudeur leur impoſe. Ces triſtes exemples ne ſont que trop fréquens, & ce qui met le comble aux ſuites qui doivent en réſulter, c'eſt la trop grande réſerve de ceux, qui, ſoupçonnant la cauſe réelle de certaines maladies, n'oſent propoſer les moyens qui pourroient y remédier ou en prévenir les effets.

Lorſque j'inſiſte ſur un point auſſi délicat, c'eſt que j'ai quelquefois gémi de ne pouvoir aſſez clairement expoſer ma façon de penſer, & que quoique j'aie quelquefois réuſſi à faire prendre des remèdes convenables, en prétextant d'autres raiſons que celles qui m'en fourniſſoient l'indication, cette reſſource m'a paru bien peu ſuffiſante, lorſqu'il eſt néceſſaire d'employer des remèdes majeurs dont la nature & les propriétés ſont trop connues pour pouvoir leur en attribuer de différentes. C'eſt donc afin de détruire des ſcrupules auſſi mal placés, & qu'on puiſſe juger de l'injuſtice de ces ſoupçons déſavantageux qu'on ſe permet trop librement à l'égard de toutes les perſonnes qui peuvent être affectées de la maladie dont je parle. Ne devrait-on pas faire attention que les perſonnes les plus honnêtes & les plus reſpectables, peuvent la contracter par les liaiſons les plus légitimes? Combien de maladies qui paroiſſent ou deviennent incurables, qu'on parviendrait à guérir, ſi indépendamment des cas où l'on a quelque certitude ſur la vraie cauſe du mal, on avait la liberté d'agir ſur de ſimples ſoupçons! ſur-tout après avoir employé en vain les remedes les plus appropriés à certaines maladies, dont pluſieurs vices cachés ſemblent prendre les caractères.

L'aimable ſexe en faveur duquel je reclame, n'eſt pas, comme je l'ai déjà dit, la ſeule partie qui puiſſe avoir à gémir des ſuites d'une négligence condamnable; les enfans ou plutôt les jeunes infortunés qui proviennent de l'union la plus intéreſſante, ſont quelquefois encore plus malheureux & plus à plaindre, & s'ils ne ſuccombent de bonne heure, ce n'eſt que pour traîner une vie languiſſante plus terrible encore que la mort même. Ceſſons ſur une matiere ſur laquelle je me ſuis aſſez & peut-être trop étendu, afin de continuer l'examen des cauſes qui peuvent influer ſur la ſanté & la conſtitution de ces jeunes individus.

En ſuppoſant qu'ils ſont venus au monde ſains & biens conſtitués; à combien d'autres maux ne les voit on pas expoſés, dont on pourrait néanmoins les garantir en grande partie ? à peine ſortis du ſein de leur mere, on les prive ordinairement d'une nourriture que la nature leur avoit deſtinée, pour y ſubſtituer le lait d'une nourrice étrangere, dont la conſiſtance n'eſt preſque jamais proportionnée à leur âge & dont la qualité n'eſt que trop ſouvent altérée, tantôt par les effets de leur inconduite paſſée & actuelle, & preſque toujours par la maniere ſingulière & vicieuſe avec laquelle on les alimente. Si les mères nourriſſaient leurs enfans elles-mêmes, elles éviteraient la plupart des dangers auxquels elles expoſent leurs enfans, ainſi que ceux qu'elles courent elles-mémes par les ſuites du reflux du lait, ſur-tout quand il eſt abondant & qu'elles ſont douées d'une bonne conſtitution. Je me garderai bien de dire comme on le lit dans la médecine domestique, qu'il n'y a que la privation du lait & la pulmonie confirmée, qui puissent dispenser les mères de remplir ce devoir, & que hors cette exception toutes les femmes, quelques délicates qu'elles soient, sont en état de nourrir. C'est en vain qu'on ajoute, d'après *Morton*, «que des mères menacées en apparence de phtisie par leur maigreur & leur délicatesse, s'en sont préservées en nourrissant elles-mêmes leurs enfans & en rectifiant leur régime ». L'on aurait au moins dû observer, en supposant que dans ces cas les enfans s'en soient biens trouvés, que si une incommodité de la nature de celle-ci ne doit pas être transmise au nourrisson par la voie de l'alaitement, il en est beaucoup d'autres qui peuvent l'être. Pour lors la raison de soulager les mères des maux qu'on considére comme un puissant motif pour les décider à nourrir, puisque ce ne pourrait être qu'aux dépens de la santé des enfans, deviendrait d'autant moins importante qu'on pourrait leur procurer la même ressource, si toutefois l'alaitement pouvait leur être utile, en les faisant têter par de jeunes animaux. Comme je ne doute point des effets que peut avoir la nature du lait d'une nourrice sur le nourrisson, qu'il influe non-seulement sur le physique mais même sur le moral : je me borne à désirer que les mères qui jouissent d'une bonne santé puisſent ſe décider à nourrir leurs enfans, & que celles qui ne le peuvent ou qui n'y ſont pas bien diſpoſées, aient les ſoins les plus ſcrupuleux à bien choiſir celles qui doivent les remplacer dans une fonction auſſi importante & auſſi ſacrée.

Quoiqu'en puiſſent dire la plupart des philoſophes & même quelques médecins, il eſt nombre de femmes qui ne peuvent ni ne doivent point alaiter leurs enfans ; & il peut même ſe faire qu'avec les ſignes apparens d'une brillante ſanté qu'on regarde ordinairement comme la preuve qu'elles y ſont très propres, elles ne le ſoient cependant pas. Il me paraît d'autant plus important d'entrer dans quelque détail ſur un objet auſſi délicat, que la plupart de ceux qui s'en ſont occupés ſemblent avoir négligé le fond de la queſtion qui ſe réduit à ſavoir quelles ſont les femmes qui doivent nourrir leurs enfans ? & quelles ſont celles qui doivent s'en abſtenir ?

Il eſt utile, je penſe, d'obſerver que toute mère qui peut nourrir ſon enfant doit le faire & qu'il y va de ſon intérêt puiſqu'elle évite par ce moyen une infinité de maux auxquels elle s'expoſe en contrariant le vœu de la nature; on ne peut douter qu'elle ne ſoit bien dédommagée de ſa peine, ſi toutefois c'en eſt une, par le ſentiment délicieux qu'elle éprouve à chaque inſtant qu'elle alaite ſon enfant & qu'elle peut

le

le preſſer contre le ſein que la nature lui a deſtiné. Mais ſi l'on fait attention qu'il eſt de néceſſité qu'une nourrice digère une plus grande quantité d'alimens pour fournir au lait dont elle a beſoin : & que pour que ce lait ſoit bien élaboré & propre à nourrir, il faut qu'elle ſoit bien portante & que toutes ſes fonctions ſe faſſent bien & paiſiblement ; on verra qu'on ne peut pas ſuppoſer que toutes les mères doivent être propres à alaiter. On ne peut nier en effet qu'indépendamment d'une infinité de maladies dont elles peuvent être affectées, il eſt nombre de circonſtances qui doivent les mettre dans le cas de renoncer à cette obligation ; parmi leſquelles on doit compter les dérangemens ou léſions des organes digeſtifs, la faibleſſe de conſtitution, une poitrine faible & délicate, une exceſſive mobilité du genre nerveux qui, ſi elle ne ſe tranſmet pas au nourriſſon avec l'alaitement, l'expoſe du moins à reſſentir les effets des troubles qu'éprouvent à tout inſtant des conſtitutions auſſi débiles. L'on ne peut douter que dans de pareilles circonſtances la mère ou l'enfant, ou l'un & l'autre en même tems, ne ſoient dans le cas de préſenter la preuve *qu'il importe d'admettre quelques exceptions* & que des aſſertions trop générales doivent être modifiées : je n'inſiſterai pas ſur le détail des cas particuliers qui doivent fournir ces exceptions, attendu que les médecins qu'on eſt à même de conſulter & auxquels il importe d'avoir recours en pareil cas, peuvent fournir les éclairciſſemens néceſſaires : je me bornerai ſeulement à remarquer qu'on peut établir aſſez généralement, que toute femme qui dans le cours de ſa groſſeſſe a ſupporté cet état ſans que ſa ſanté en ait été affaiblie ou altérée, peut nourrir ; mais que l'on doit être très circonſpect à l'égard de celles qui ont été dans le cas contraire ; & qu'enfin on ne doit engager une nourrice à continuer à alaiter, qu'autant qu'elle continue, ainſi que le nourriſſon, à jouir d'une bonne ſanté.

Au reſte comme il eſt vraiſemblable que dans les colonies, d'autres raiſons moins légitimes que celles que nous venons d'expoſer, porteront la plupart des mères à ne point nourrir leurs enfans, par l'avantage qu'elles ont de les avoir ſous leurs yeux, & de pouvoir leur donner, *au lait près*, tous les autres ſoins ; elles doivent du moins faire en ſorte de ne leur procurer que celui qui ſera de la meilleure qualité poſſible, ce qui demande conſéquemment beaucoup de précautions dans le choix des nourrices qu'elles doivent leur donner.

Pour bien réuſſir dans le choix d'une nourrice, il ne faut pas se contenter d'une apparence de santé, comme fraîcheur, jeunesse, embonpoint, ainsi qu'on le fait ordinairement ; mais il faut se bien assurer qu'elle est réelle, soit en consultant des personnes de l'art lorsqu'on le peut, soit en scrutant de fort près tout ce qui peut faire soupçonner ou rassurer sur la conduite qu'elles ont tenue précédemment. Si l'on prenoit toujours de semblables précautions, on verrait qu'il en est beaucoup de suspectes & que les apparences sont souvent trompeuses. Lorsqu'on s'est assuré des qualités physiques qu'on desire dans une nourrice, on ne doit pas négliger entièrement celles qui concernent le moral, si l'on en est à même. Cette considération quoique moins importante & encore plus négligée que la précédente, paraîtra je crois mériter un peu plus d'attention, si l'on se représente qu'elle ne l'était pas par nos anciens & qu'ils avoient reconnu que les enfans sucent avec le lait qui les nourrit, le tempérament aussi bien que les inclinations qu'on remarque en eux pendant le cours de leur vie, & qu'à ces deux égards ils tiennent beaucoup plus de leurs nourrices que de leurs mères. (*Vid.* Sylvius *de tract. Morb. infant.*) On doit donc préférer parmi les nourrices celles dont le tempérament & les qualités morales paraissent le plus avantageux. Il faut ensuite faire en sorte que l'âge de la nourrice ſoit proportionné à celui de l'enfant qu'elle doit alaiter; c'eſt-à-dire qu'une nourrice nouvellement accouchée convient mieux à un enfant né nouvellement que celle qui ſeroit deja ancienne. On peut, à la rigueur, remédier jusqu'à un certain point à ce petit inconvénient, en proportionnant la nature des alimens qu'on donne à la nourrice aux forces de l'enfant, & en rendant leur nourriture un peu plus aqueuſe: mais c'eſt ce qu'on ne fait pas & qu'on n'obſervera peut-être pas. Il peut néanmoins réſulter de cette ſeule cauſe une conſtipation douloureuſe pour l'enfant, qui doit occaſionner des accidens fâcheux; ſurtout ſi elle venait à avoir lieu dans le moment de la dentition où il eſt ſi eſſentiel qu'ils aient le ventre libre: eu égard à la facilité avec laquelle les humeurs ſe portent vers la tête dans le premier âge de la vie. Lors donc qu'on s'apperçoit d'une trop grande conſtipation chez les enfans, & que vû l'ancienneté de la nourrice, le lait en ferait trop épais ou trop conſiſtant, on ne doit point négliger de donner à celle-ci quelque boiſſon ou tiſane émolliente & rafraichiſſante & même un peu laxative, telle que celle de pied de poule, de fleurs de raquette ou de mauve, le petit lait, &c. Si ces moyens ne ſuffiſaient pas, il conviendrait de donner une nouvelle nourrice plus jeune & dont le lait fût moins ancien, puisque c'est le plus efficace de tous, lorsqu'on a intention de tempérer la fievre chez les enfans & de les rafraichir. Il convient donc pour plus grande sûreté, de choisir des nourrices d'un âge proportionné à celui de l'enfant. Il ne serait pas moins important aussi qu'on fît plus d'attention au régime qu'il convient de prescrire aux nourrices. Gorgées ordinairement d'une abondante quantité d'alimens de différente qualité & tous très-succulens, & menant une vie oisive & nonchalante; comment peut-on se figurer que la digestion en soit bien faite, que le chile qui doit procurer ce lait dont on a besoin, puisse être suffisament élaboré & avoir les propriétés requises? Cela n'est gueres possible. Doit-on ensuite être étonné que les jeunes créoles soient si fréquemment malades pendant leur alaitement & qu'il en périsse plusieurs lorsque les accidens de la dentition sont compliqués de pareilles causes? Je ne veux d'autre preuve de ce que j'avance, que la comparaison que chacun peut faire entre les nourrissons blancs & ceux de couleur; pourvu toutefois que les meres de ces derniers ne soient affectées d'aucun vice, ni dans le cas de leur nuire par leur libertinage ou par leur inconduite. On verra que chez celles-ci la nourriture consiste en vivres de terre, ou légumes, la plûpart peu succulens & qu'elles ſont néanmoins à même de ſatisfaire à la double obligation de nourrir leurs enfans, & de travailler du matin au ſoir, la hoüe ou la ſerpe à la main. Leurs nourriſſons en ſont-ils moins forts, moins robuſtes & plus ſouvent malades? Il n'eſt perſonne qui ne puiſſe appercevoir le contraire. Qu'on ſoit donc convaincu que la méthode oppoſée eſt préjudiciable, & qu'il conviendrait que les alimens qu'on donne aux nourrices des enfans blancs, fuſſent moins ſucculens, moins abondans ; ou que du moins, ſi l'on veut que la digeſtion en ſoit mieux faite, il ſerait à propos qu'on leur fît faire un peu plus d'exercice qu'elles n'en font.

On alléguera peut-être que lorſque les nourrices des enfans blancs ont le leur à nourrir en même tems; il eſt alors abſolument néceſſaire qu'elles prennent une plus grande quantité d'alimens. Je crois qu'il eſt aſſez inutile d'obſerver qu'il ſerait plus à propos qu'elles n'en alaitaſſent qu'un, puiſqu'on ne peut point doubler en même tems la propriété des organes digeſtifs, & qu'il arrivera ſouvent que l'enfant blanc n'aura pas la préférence ſur le leur, quoiqu'il leur ſoit expreſſément recommandé. C'eſt pourquoi l'on préfère avec raiſon les nourrices dont les enfans ſont morts, mais dont la cauſe ne doit laiſſer aucun ſoupçon déſavantageux à la mère. Comme on n'a pas toujours la liberté du choix & qu'on est assez souvent obligé de faire allaiter deux enfans par la même nourrice ; est-on autorisé à leur donner une nourriture excessive & aussi abondante que celle qu'on leur procure ? Il est sans doute à propos qu'elle soit plus copieuse & un peu plus nourrissante, mais il est encore plus important qu'elles soient privées des alimens qui sont les plus succulens & surtout qui sont les plus ragoutans. Alors les nourrices se borneront pour ainsi dire d'elles mêmes à la quantité convenable, dès que leur appétit ne sera plus excité par des apprêts qui doivent, en flatant leur goût, les porter à en user avec excès, par le peu d'habitude qu'elles ont d'en prendre de semblables.

Au reste, comme il ne serait pas moins conséquent de tomber dans un excès contraire à celui que je blâme, & que les enfans fussent privés d'une nourriture suffisante ; on pourra connaître s'ils sont convenablement nourris, si l'on voit qu'ils urinent & vont à la selle assez fréquemment, que leur corps & leur chair ne soient ni maigres ni flasques, & que s'ils crient ou se plaignent souvent, on ne les appaisera pas facilement en leur donnant à téter, comme on l'observe chez ceux qui ne crient que par besoin d'aliment.

J'en ai vû plusieurs parmi ceux-ci, qui quoique jeunes encore, prenaient avec une certaine avidité la soupe ou la panade qu'on leur présentait : j'avais alors tout lieu de croire, ou que la qualité du lait de leur nourrice ne leur convenait point, ou que la quantité n'en était pas suffisante, & qu'il était à propos de les sevrer ou de les changer de nourrice ; à moins que cet inconvénient n'eût pour cause la difficulté que les enfans éprouvent quelquefois, à extraire le lait du sein de leur nourrice par la succion. On sçait que dans le moment de la dentition l'extrême sensibilité de leurs gencives, par la forte tension qu'elles éprouvent, peut y contribuer, & que la douleur qu'ils y ressentent lorsqu'ils veulent saisir le mamelon, contribue singulierement à la répugnance qu'ils témoignent alors à téter leur nourrice, & qu'il faudrait bien se garder de confondre ce cas-ci avec le précédent. Je me contenterai d'observer qu'il est de la plus grande importance de procurer en ces momens une certaine liberté du ventre à ces jeunes individus, si elle n'a pas lieu naturellement, en faisant prendre à leurs nourrices quelques boissons un peu laxatives, telles que le petit lait, la tisane de feuilles ou fleurs de canneficier, & même des purgatifs un peu plus actifs, si ceux-ci n'étaient pas suffisans.

Il eſt une autre obſervation à faire & qu'il eſt à propos de déterminer, relativement au tems qu'il convient de laiſſer les enfans en nourrice. On a raiſon de ſe régler ordinairement ſur les progrès de la dentition & d'attendre qu'elle ſoit faite avant de ſevrer les nourriſſons: cependant pour peu qu'on s'apperçût qu'un enfant ſerait mal nourri & qu'on aurait à craindre les ſuites de l'inconduite des nourrices, dont la plûpart, dans nos îles, ſont fort libertines & très-impatientes au bout d'un certain tems de privation; ſurtout ſur les habitations où le bon ordre n'eſt pas trop bien établi; je penſe qu'il conviendrait de ne pas trop tarder, & qu'en ſévrant les enfans à 14 & même 12 mois, lorſqu'ils ont été bien nourris juſqu'à ce moment, on ferait ſouvent mieux que de tarder davantage. J'en ai fait ſevrer pluſieurs au bout de ce terme, ſur de ſimples ſoupçons contre leurs nourrices, & d'autres fois même plutôt, ſur la certitude que j'avais de la mauvaiſe qualité de leur lait, ſans qu'il en ait réſulté aucun mauvais effet. C'eſt d'ailleurs le ſeul parti qu'il y ait à prendre dans ce dernier cas & le plus convénable, à moins que les enfans ne fuſſent encore très-jeunes ou d'une conſtitution trop délicate, pour pouvoir digérer toute autre nourriture que le lait d'une nourrice. Dans ce dernier cas il ſerait indiſpenſable d'en ſubſtituer une nouvelle à celle que l'on croirait pouvoir être en droit de ſoupçonner de donner de mauvais lait. Tel eſt celui des nourrices qui communiquent librement avec leurs maris, mais ſurtout celui de celles qui deviennent enceintes , & que je regarde *comme toujours préjudiciable au nouriſſon*, qui en eſt alimenté. Je pourrais citer à ce ſujet nombre d'exemples qui m'ont bien convaincu de cette vérité, mais je m'en diſpenſerai pour recommander de ne jamais oublier , que c'eſt ſouvent de l'alaitement que dépend la force & la vigueur du tempérament, & comme je l'ai déjà dit, partie des facultés phyſiques & morales.

La maniere dont on conduit les enfans lorſqu'ils ſont ſevrés, m'a également parû d'autant plus défectueuſe, qu'il eſt très-rare qu'on ait les attentions convenables dans le choix des alimens qu'on leur donne & qu'on les proportionne, quant à la quantité, à la force de leur petit eſtomac. Il convient de ne leur donner alors que ceux qui ſont pour ainſi dire à moitié digérés, du moins de très facile digeſtion, dans les premiers tems ſurtout où l'on vient de les ſevrer. La ſoupe ou la panade ſont ce qui leur convient le mieux. Pour bien préparer cette derniere, il faut faire bouillir le pain dans l'eau juſqu'à ce qu'il ſoit entierement fondu & commence à prendre une certaine conſiſtance qu'on diminue enſuite en y délayant une certaine quantité de lait crud de préférence au lait cuit. On a par ce moyen une nourriture très-convenable & presque suffisante, pourvû qu'on ait l'attention de donner de tems en tems quelque soupe ou bouillie semblable, à laquelle au lieu de lait on aura eu l'attention d'ajouter du bouillon. Cette attention est encore plus essentielle, si des excrémens verdâtres, ou autres signes propres à faire connaître l'ascescence des humeurs à laquelle les enfans sont fort sujets, en démontraient l'utilité. Si loin d'avoir de semblables attentions on se permet de donner à des enfans encore trop jeunes des alimens trop consistans avant qu'ils puissent les mâcher, ainsi qu'on le pratique ordinairement surtout pour les jeunes esclaves, on ne sera plus surpris qu'il en résulte si souvent de mauvaises digestions, dont ils sont plus ou moins incommodés, quoique les dévoyemens que la nature provoque alors si à propos, leur soient assez favorables. On ne doit point ignorer que la nutrition ne sçaurait avoir lieu que tout autant qu'on digère les alimens qu'on prend, & qu'il est conséquemment de la plus grande importance de ne donner à des enfans aussi jeunes, que ceux qui ne sont pas au-dessus des forces de leur estomac, & qu'on ne doit commencer à leur en accorder d'un peu consistans que par gradation & proportionnément à leur force, leur âge & furtout leur conftitution. Si cette obfervation peut être appliquée aux jeunes créoles blancs, elle eft bien plus relative encore aux petits efclaves, dont les pères & mères font de la plus grande indifférence ou ignorance à cet égard, & n'ont ordinairement d'autres alimens à donner à leurs enfans, fi jeunes qu'ils foient, que ceux dont ils fe nourriffent eux-mêmes. Doit-on enfuite être étonné que ces jeunes infortunés en foient fouvent incommodés, ou que n'étant pas fuffifament nourris, vû les fréquentes indigeftions qu'ils éprouvent, ils foient portés à manger indiftinctement tout ce qui tombe fous leur main & qui doit conféquemment leur être encore plus préjudiciable?

J'ai fi fouvent été témoin des triftes & cruels effets de la négligence des propriétaires à veiller fur ce point d'adminiftration, que je ne fçaurais trop recommander d'y porter la plus grande attention, & j'ofe les affurer que s'ils prenaient tous, le parti de faire nourrir leurs négrillons fous leurs yeux, comme le font quelques-uns, & de les faire garder par un fujet âgé & bien raifonnable, pendant que les pères & mères font au travail, on n'en perdrait pas autant qu'on en perd. Ce ne fut qu'après avoir ufé d'un pareil expédient fur une habitation que je voyais nouvellement & où l'on avait perdu en peu de tems 12 à 15 de ces jeunes ſujets, dont l'ouverture manifeſtait bien clairement que la cauſe de leur mort devait être attribuée à la mauvaiſe nourriture, qu'on parvint à remédier à ces nombreuſes mortalités.

Si les jeunes créoles blancs ne ſont pas auſſi expoſés que les jeunes eſclaves aux ſuites qui peuvent réſulter d'une nourriture trop conſiſtante, ils le ſont beaucoup plus à celles que peuvent occaſionner la qualité & la quantité de celle qu'on leur fournit. Loin d'être la plus ſimple poſſible, comme il conviendrait qu'elle fût, elle eſt ordinairement très-variée & préjudiciable, & le devient encore plus, par le peu d'attention qu'on a de laiſſer un intervalle ſuffiſant pour que les alimens qu'un enfant a pris peu de tems auparavant, ſoient digérés avant de lui en donner de nouveaux; comment ne conçoit-on pas que la digeſtion de ceux qui ſuccédent peu de tems après, doit néceſſairement troubler celle qui eſt déjà commencée? Ces obſervations paraîtront peut-être minutieuſes, mais qu'on examine avec un peu d'attention le petit nombre d'enfans auxquels elles ne ſont pas relatives, on verra qu'elles ne ſont pas déplacées. L'excès contraire ou oppoſé, en ce genre comme en tout autre, ſerait ſans doute très-blâmable & il y aurait même à craindre de ne pas accorder une nourriture suffisante aux enfans, qui comme on sçait digèrent fort rapidement, si on voulait leur régler les alimens trop strictement, attendu qu'il en est qui ont besoin d'une nourriture plus copieuse que d'autres, eu égard à leur constitution ou à l'exercice qu'ils prennent : mais on évitera facilement cet inconvénient en accordant aux enfans qui demandent à manger, hors les quatre repas qu'on leur fera faire, des alimens qui ne flatent point leur goût & qui puissent néanmoins les nourrir. Ils s'en contenteront si le besoin les porte à demander, tandis qu'ils les refuseront s'ils ne sont pas nécessaires & qu'ils n'aient voulu contenter que leur fantaisie.

Il me reste à blâmer la mauvaise habitude qu'on a de donner de la viande aux enfans dans leur bas âge, & d'observer que c'est souvent de cette cause que proviennent les maladies dont ils sont incommodés. Je ne crois pas cependant que cette espèce de nourriture leur soit toujours essentiellement contraire & qu'il faille les en priver entierement, lorsqu'ils la desirent & la prennent avec une certaine avidité qui souvent leur est comme naturelle, & prouve qu'elle leur convient quelquefois; mais il sera toujours essentiel de la leur accorder sous une forme convenable & de préférer le suc des viandes ou les sauses, comme pouvant être plus facilement digérées, que la viande en ſubſtance qu'ils n'ont pas ſeulement la facilité de mâcher & qui conſéquemment ne peut que leur nuire.

Ayant exposé quelques-unes des cauſes qui peuvent altérer la conſtitution ou enlever une partie des créoles dans leur enfance; les différens excès auxquels ils ſe livrent ordinairement dès leur premiere jeuneſſe, vont nous rendre raiſon d'une maniere évidente de la médiocre ſanté de la plupart d'entr'eux, & que s'il en eſt beaucoup qui ſuccombent avant d'atteindre à un âge un peu avancé, ce n'eſt pas ſans qu'ils y aient amplement contribué en ſe livrant à ces mêmes excès. On voit en effet que les uns s'épuiſent par des veilles immodérées ou par des fatigues exceſſives, tandis que d'autres mènent une vie ſédentaire & oiſive dans le moment même où les excès de bouche auxquels ils s'abandonnent rendent l'exercice ſi néceſſaire, & qu'enfin le plus grand nombre travaille à ſa deſtruction par des excès d'un autre genre & qui ſont d'autant plus dangereux qu'ils influent directement ſur le principe de la vie: alors la conſtitution commence à s'affaiblir; l'état de langueur qui ſuccéde, n'annonce que trop que le mal fait de nouveaux progrès: bientôt les obſtructions qui ſe manifeſtent & que l'altération & la diſſolution des humeurs ſuivent d'aſſez près, en démontrent tellement le danger, que les forces de la nature étant preſqu'anéanties, les remedes n'ont que peu ou point d'efficacité; auſſi, le plus ſouvent, ces états ſont-ils incurables.

Telles ſeront les ſuites qu'on doit appréhender lorſqu'on ſe livrera à des excès qui ne peuvent qu'être préjudiciables en tous lieux, mais qui le ſont d'autant plus à Saint Domingue que les influences du climat tendent à produire les mêmes effets, pour peu qu'on s'écarte des limites convenables. Mais il eſt ſi peu de perſonnes, tant parmi les créoles, que parmi les européens créoliſés ou même un peu anciens, qui ne ſoient à cet égard plus ou moins répréhenſibles & dont la ſanté ne ſoit pas plus ou moins altérée, que ce n'eſt pas ſans raiſon que l'on y regarde la ſaignée, dans le traitement des maladies, comme un ſecours généralement dangereux & auquel on ne doit avoir recours qu'avec beaucoup de circonſpection. Il eſt aiſé de concevoir que lorſque la conſtitution tend vers un état d'appauvriſſement, les ſaignées ne pourraient qu'aggraver cet état fâcheux, qu'elles ſeront abſolument contre-indiquées & qu'on aura raiſon de les proſcrire. Mais comme il eſt des cas d'une nature différente, où ce ſecours peut convenir, tandis qu'on y a recours aſſez légerement dans d'autres d'autres où il eſt inutile & peut nuire ; j'ai crû devoir entrer dans quelque détail à ce ſujet, afin qu'il ſoit plus facile de les diſtinguer & d'éviter des accidens qui n'arrivent que trop fréquemment.

On connaîtra facilement l'appauvriſſement des humeurs & de la conſtitution dont j'ai parlé, & qui contre-indique éminemment la ſaignée, à la pâleur du viſage & de la peau de toute l'habitude du corps (1), à l'état de foibleſſe du corps & à la fatigue qu'on reſſent au moindre exercice; la connaiſſance que l'on aura que les ſujets ont éprouvé des maladies longues ou fréquentes, ſur-tout de celles qui ſont ſuivies ou accompagnées d'enflure générale ou particuliere, doit

(1) Il faut cependant ſçavoir que quelquefois la peau ſemble fortement colorée & haute en couleur, quoiqu'il y ait appauvriſſement du ſang & que la ſaignée ſoit contre-indiquée, comme on le voit dans certaines affections ſcorbutiques ; mais en examinant avec attention, on verra que cette couleur n'eſt point uniforme comme dans l'état de ſanté, & qu'elle provient de la trop grande ténuité du ſang qui circule dans les vaiſſeaux les plus cutanés, colore certaines parties plus que les autres, à travers leſquelles il ſemble s'extravaſer & y former comme des taches plus ou moins étendues.

faire renoncer à la ſaignée, de même que dans le cas où le pouls, au lieu d'être vif, plein & dur, comme il l'eſt quand la ſaignée eſt indiquée, ſe trouve petit, flaſque & lent. Il convient également de ſe diſpenſer de ce genre de ſecours, même dans les maladies qui l'indiquent, quoique la conſtitution des ſujets le permette, ſi leur cas n'étant pas urgent, on peut eſpérer de rétablir le calme qu'on deſire, par une diette légere & humectante, par des boiſſons tempérantes & rafraichiſſantes, par les bains ou autres moyens ſemblables, qui, comme on ſait, ſuppléent en partie aux effets de la ſaignée. Toutes ces conſidérations doivent faire ſentir que quand on y a recours il ne faut l'employer qu'avec beaucoup de ménagement, & qu'on ne doit jamais oublier qu'elle affaiblit les forces vitales ſur leſquelles la nature ne peut aider l'action des remèdes, ni s'oppoſer aux progrès des maladies; d'où nous pourrons conclure que c'eſt fort mal-à-propos qu'on a recours à la ſaignée pour des chûtes légeres ou pour des ophtalmies peu violentes, ainſi que dans le cas de groſſeſſe ſans apparences de plethore, comme on le pratique journellement. Si nous ajoutons que la plupart des fievres qu'on éprouve à Saint Domingue ſont bilieuſes, ou ſaburrhales, ou putrides, & que dans ces cas la ſaignée eſt généralement contre-indiquée; on verra que ce n'eſt pas ſans raiſons qu'on a dit, quoique un peu trop généralement, qu'on devait s'en abſtenir entierement.

Il eſt aiſé de ſentir que ſi l'on doit être beaucoup réſervé dans l'emploi des ſaignées, à l'égard de ceux qui ſont dans le cas d'uſer d'une nourriture ſucculente ou de ne pas faire des exercices bien forcés, comme ſont la plupart des perſonnes aiſées & même beaucoup de blancs en général; cette réſerve eſt encore plus eſſentielle à l'égard des négres, qui, comme on ſçait, ſe nourriſſent d'alimens peu ſucculents, ſouvent de mauvaiſe qualité, en même tems qu'ils ſont dans le cas de s'épuiſer par les travaux forcés auxquels on les emploie, ou par les excès auxquels ils ſe livrent. Auſſi ſont-ils aſſez généralement atteints d'une faibleſſe radicale de conſtitution, qui explique aſſez facilement pourquoi la plupart vieilliſſent ſi promptement, ne peuvent point ſupporter ſans danger de nombreuſes ſaignées ni de grandes évacuations, ſans avoir beſoin d'être ſoutenus par une nourriture ſuffiſante, & qu'ils recherchent & deſirent ordinairement, même dans les derniers momens de leur exiſtance, comme je l'ai maintefois éprouvé.

En inſiſtant autant que je l'ai fait ſur la réſerve avec laquelle on doit avoir recours aux ſaignées à Saint Domingue, & du tort qu'ont quelques-uns d'y répandre le ſang avec trop de facilité, je dois obſerver auſſi qu'il en eſt d'autres qui pêchent par un excès contraire en s'en abſtenant totalement, puiſqu'il eſt des occaſions où ce moyen peut être avantageux & même indiſpenſable. Il ſuffirait de remarquer que les cas totalement oppoſés ou différens de ceux dont je viens de parler, permettent qu'on y ait recours & qu'on ne peut s'en diſpenſer dans les maladies eſſentiellement inflammatoires, ſur-tout chez les jeunes-gens ou les adultes d'un tempérament ſanguin & plethorique. Pour en appercevoir l'utilité dans ces circonſtances, comme les apparences d'inflammation peuvent induire à erreur, & qu'il eſt très-important & difficile de bien diſtinguer un état vraiment inflammatoire de celui qui n'en a que l'apparence, & qu'on n'eſt pas toujours à portée de conſulter des perſonnes de l'art; je finirai par remarquer que l'inſpection du ſang pendant & après la premiere ſaignée, peut ſouvent fournir le moyen de diſtinguer ces deux cas, ou du moins, de prévenir les erreurs les plus graves qu'on pourrait commettre ſi l'on s'aviſait de la réitérer ſans y avoir égard. Il s'agira donc, ſi l'on s'eſt décidé d'en venir à cette premiere ſaignée, d'après l'abſence des ſignes qui la contre-indiquent dont j'ai parlé plus haut, & d'après une apparence d'état inflammatoire, d'examiner attentivement le ſang qu'on a retiré. Si l'on voit qu'il manifeſte à la ſurface, peu de tems après qu'il a été extrait, une croute ferme & griſâtre, qu'il ſe coagule promptement en préſentant une certaine conſiſtance, ſans que ſa couleur ſoit altérée, & qu'il reſte quelque-tems ainſi coagulé avant que la ſéroſité s'en ſépare, il y a lieu de préſumer que la ſaignée était indiquée, ſur-tout ſi la ſéroſité étant entierement ſéparée, n'eſt pas abondante; on pourrait même alors ſe permettre de la répéter ſi les accidens qui ont porté à l'employer perſiſtaient : ſi au contraire le ſang qu'on aura recueilli & laiſſé repoſer, reſte longtems à ſe prendre ou à ſe coaguler & ne le fait que mollement; ſi la ſéroſité s'en ſépare promptement & eſt abondante; & enfin ſi la couleur du ſang au lieu d'être d'un rouge vif & foncé, préſente celle d'un rouge pâle; alors il faut bien ſe garder de réitérer la ſaignée, puiſqu'il y aurait apparence que la premiere même ſerait aſſez déplacée & de trop. Il ſera donc prudent de ne pas faire copieuſe cette premiere ſaignée pour peu qu'on doute de ſon efficacité & qu'elle ſoit bien indiquée, quitte par la répéter lorſqu'on ſera dans le cas d'agir avec un peu plus de certitude. En examinant avec ſoin de quelle maniere les premieres gouttes de ſang qui ſortent de la veine tachent le linge ou la lâme de la lancette, on peut juger de sa qualité & de sa nature, pour peu qu'on s'en soit fait l'habitude, attendu que le sang est moins vif quand il est appauvri & que le fond de la tache que fait chaque goutte de sang sur la lame de la lancette, ou plus sensiblement encore sur le linge, présente dans sa circonférence un disque jaunâtre ou d'un rouge très pâle, qui, de même que le centre, offre une infinité de petits points beaucoup plus rouges, comme sabloneux. Ce dernier phenomene est encore plus sensible sur la lame de la lancette, ou si l'on a laissé partir le premier jet du sang sur une assiette vernissée.

Quelque essentielle que me paraisse la nature du sang, pour déterminer avec une certaine précision quels sont les cas où l'on doit être plus ou moins réservé à le répandre ; comme ces signes ne sont pas toujours constans, ainsi que l'ont prouvé plusieurs Auteurs, & notamment le célebre de Haën, j'ajouterai qu'on ne doit jamais se permettre de faire de nombreuses saignées, que quand toutes les autres preuves s'y trouvent réunies, & que même l'on fera toujours mieux de s'adresser en pareil cas à des personnes de l'art, eu égard à l'importance dont il est de ne répandre qu'avec bien de précaution un fluide dont dépend la force & la vie des animaux.

Il n'est pas hors de propos d'observer que quoique les remarques que nous venons de faire puiſſent être relatives à quelques femmes dont le genre de vie & la conſtitution feraient à peu près les mêmes que ceux que nous avons reconnu à la plupart des hommes, elles ne conviennent point au plus grand nombre, puiſqu'elles jouiſſent aſſez généralement d'une meilleure ſanté, le climat leur étant moins contraire; ou plutôt, parce qu'elles ſont moins expoſées à ſes influences & s'y hâtent moins de vivre. Auſſi croyons-nous pouvoir avancer que, quoiqu'il faille être à leur égard un peu plus réſervé qu'en France ſur la ſaignée, & que quelques Auteurs en aient blâmé l'uſage dans les pays chauds pendant leur groſſeſſe, elle nous a paru ſouvent ſalutaire & même indiſpenſable dans les derniers mois, ſur-tout à celles qui, jouiſſant d'une bonne ſanté, étaient un peu pléthoriques & ſe trouvaient approcher du terme de leur groſſeſſe dans les plus fortes chaleurs de l'année: je me ſuis convaincu qu'il étoit quelquefois à propos de répéter la ſaignée en pareilles circonſtances, & que les choſes n'en allaient que mieux. Il importe néanmoins d'obſerver que ces ſaignées doivent être faites de préférence dans les cinquieme, ſixieme & huitieme mois de leur groſſeſſe, & qu'on doit s'éloigner le plus qu'il eſt poſſible de la période à laquelle elles avaient coutume d'être réglées: car faute de cette précaution la saignée pourroit occasionner quelque accident.

On observera peut-être, ainsi que j'ai eu occasion de le voir, que parmi les négresses il en est qui seraient assez embarrassées pour répondre avec précision aux questions qu'on voudrait leur faire à ce sujet, que le plus grand nombre n'y répondrait que d'une maniere fort obscure, & conséquemment que la précaution dont je parle est assez inutile : j'en conviens. Mais alors on pourra se régler sur les résultats de l'observation générale que, depuis l'âge de 14 jusqu'à 20 à 25 ans, l'évacuation périodique a lieu durant la nouvelle lune ; que depuis 20 à 25, jusquà 30 ou 35, c'est vers la pleine lune, & que depuis 30 à 35, jusqu'à 40 ou 45, elles sont réglées durant le dernier quartier. De sorte qu'en divisant le tems, durant lequel les menstrues peuvent avoir lieu ; & le comparant avec les périodes lunaires, on peut à peu près deviner quel est celui qui convient le plus généralement à chaque âge (1).

Je dois même dire en passant que l'observa-

---

(1) *Luna vetus vetulas, juvenes nova luna repurgat.* Il ne faut pas cependant regarder cette régle comme des plus sures, aussi ne la conseillons-nous que faute de pouvoir se procurer des éclaircissemens moins douteux.

tion que je viens de faire eſt non-ſeulement eſſentielle lorſqu'il s'agit d'adminiſtrer les ſaignées convenables vers les derniers tems de la groſſeſſe, mais même qu'il ſeroit à déſirer que toutes les femmes qui ſont nouvellement enceintes évitaſſent avec ſoin, dans le tems qui répond à celui où elles avoient coutume d'être réglées, tout ce qui peut ajouter à cette propenſion naturelle qu'a le ſang à ſe porter vers la matrice à cette époque; elles éviteraient ſouvent par cette attention, des avortemens qui ne ſont que trop fréquens, ſur-tout lorſqu'elles ſont d'un tempérament vif & ſanguin.

Les ſignes qui indiquent que la ſaignée eſt néceſſaire dans le huitieme mois de la groſſeſſe, ſont des étourdiſſemens, des maux de tête, des oppreſſions dans la reſpiration, des engourdiſſemens dans les bras: l'on ne doit même pas attendre au terme de huit mois pour la faire, ſi ces symptômes ſe manifeſtent dès le cinquieme ou le ſixieme mois, ſur-tout ſi les ſujets ſont pléthoriques; alors il conviendrait de les ſaigner de ſuite & de répéter la même opération vers la fin du huitieme mois, ſi la continuation des ſymptômes paraît l'exiger.

Il peut cependant ſe faire qu'il y ait des femmes qu'il ne convient pas de ſaigner, eu égard à leur tempérament & leur maniere d'être; mais ces cas ſont beaucoup plus rares que les contraires : j'en ai vu qu'il convenait de ſaigner dès les premiers mois de leur groſſeſſe, quoique dans ce moment la ſaignée ſoit avec raiſon généralement contre-indiquée ; les pertes fréquentes & non-périodiques en peuvent fournir l'indication, mais ce cas ci étant beaucoup plus délicat, il n'appartient qu'aux perſonnes de l'art à s'en mêler.

Si l'abus ou le mauvais emploi qu'on fait de la ſaignée m'a paru mériter quelques réflexions, il importe, avant de finir cet article, de dire un mot touchant la facilité de la majeure partie des habitans à adopter & employer des remèdes nouveaux parce qu'on les leur exalte comme des ſpécifiques à tous maux. Comment peut-on ſe figurer qu'il ſoit poſſible qu'un remède qui peut agir efficacement dans quelques cas analogues, puiſſe opérer également dans ceux qui ſont totalement oppoſés, & enfin dans tous, comme le prétendent leurs Auteurs : puiſque le remede, même le plus ſimple, & dont on borne le plus les propriétés, a beſoin d'être différemment modifié à raiſon des âges, des ſexes, des tempéramens, des climats, de la variation des tems & des ſaiſons, &c. Il eſt donc de la plus grande importance qu'on ſoit plus circonſpect qu'on l'eſt ordinairement, & qu'on ſe perſuade qu'il ne ſuffit pas qu'un remède ait opéré efficacement dans quelques cas, pour imaginer qu'il convient dans d'autres qui peuvent être dans le fond très-différens, quoiqu'ils ſemblent de même nature lorſqu'on n'a pas de connoiſſances ſuffiſantes pour les bien apprécier. Il s'enſuit dès-lors des accidens d'autant plus fâcheux, qu'il eſt rare qu'un remède qui peut faire du bien lorſqu'il eſt employé à propos, ne faſſe pas du mal dans le cas contraire. Ce n'eſt que parce que j'ai ſouvent été témoin de ces fâcheux exemples, que je crois devoir recommander un peu plus de méfiance qu'on en a pour toutes ces admirables recettes, que les Inventeurs ne manquent pas d'annoncer commes ſpécifiques à tout mal, & qu'on devrait douter plus ſouvent de l'efficacité des moyens que la plupart des perſonnes ſe permettent de conſeiller à tous propos & avec la plus grande ſécurité, quoiqu'elles n'aient point les connoiſſances néceſſaires pour en apprécier les propriétés. C'eſt ici le cas de ſe bien perſuader que les efforts de la nature tendent toujours à combattre la cauſe des maladies auxquelles nous ſommes expoſés, & que s'il eſt des circonſtances où l'art eſt néceſſaire pour l'exciter ou la modérer, il en eſt beaucoup d'autres où elle ſe ſuffirait à elle-même, ſi les ſujets étant favorablement conſtitués on ne s'aviſait de la troubler. N'eſt-il pas évident qu'un remède qui ne ſerait pas bien indiqué, doit faire du mal dans tous les cas, tandis que la nature pourrait opérer quelques guérisons si l'on la laissait agir seule ? Cette seule réflexion doit suffire, ce me semble, pour faire juger des inconvéniens que peut avoir la conduite que je blâme, & qui sera encore mieux combattue, par ce que dit M. Gilibert, dans les mémoires qu'il a imprimés en 1785, sur l'énergie du principe vital, quoiqu'il l'ait un peu trop exaltée en avançant d'une maniere trop générale qu'on devait au moins avoir autant de confiance pour l'efficacité du travail de la nature, que pour celle des remèdes qui ne sont, dit-il, souvent que trop douteux. Voici ses propres mots :

« Je peux assurer qu'en exposant avec candeur d'une part, l'impuissance de la nature dans plusieurs maladies, & de l'autre les bons & mauvais procédés des Artistes qui se glorifient de la dominer ; je pourrais démontrer, qu'à tout considérer, il serait plus avantageux aux hommes qu'on laissât toujours agir seule cette bonne nature ; il est vrai que souvent par impuissance elle succomberait, mais combien de malades qu'elle guérirait qui sont souvent jugulés par les Artistes qui, ignorant l'espece de maladie qu'ils combattent & l'énergie des remedes qu'ils emploient, agissent à peu près au hazard. J'ose le dire, les morts seraient en-

» core plus nombreux si cette bonne nature » ne réformait pas souvent les bévues qu'on com » met ». Cette réflexion de M. Gilibert est sans doute un peu outrée pour les pays où il écrivait, mais ce serait encore plus pour celui de l'Amérique, puisque cette même nature en laquelle il a tant de confiance y est le plus ordinairement inactive & insuffisante. Néanmoins, comme elle mérite toujours la plus grande considération de la part des Médecins, il est aisé de voir de quelle importance il est que ceux qui n'ont pas appris à l'observer, à l'apprécier & à l'interroger, soient plutôt trop réservés que de se permettre de risquer à la contrarier. Il est aisé de se figurer, d'après ces simples réflexions, de quelle maniere on devrait considérer tous ces remèdes qu'on regarde comme universels, & qu'on employe ou conseille le plus souvent avec la plus grande légereté, & qui, j'ose le dire, feront toujours plus de mal que de bien, quelque efficaces qu'ils puissent être dans quelques cas, lorsqu'on en fera une application trop générale, & qu'elle ne sera pas faite par des personnes de l'art en état de les bien distinguer. Tels sont les effets de la poudre d'Alliaud, du baume de vie de Lelievre, de la dissolution de gomme gayac, &c. &c. dont on a tant abusé & mesusé, faute d'avoir sçû distinguer les cas où ils pouvaient convenir & d'avoir ignoré la maniere de les employer.

SECTION IVe.

SI de tout ce que j'ai dit jusqu'ici on peut en conclure qu'il est possible de prévenir quelques unes des causes qui tendent à altérer la santé des blancs, aggraver leurs maladies ou affecter leur constitution : nous allons prouver, par ce qui suit, qu'il est encore plus facile d'obvier à une infinité de celles qui peuvent nuire aux négres.

L'utilité de ces êtres malheureux est assez connue je pense pour que chacun puisse juger combien il est important de s'occuper des moyens qui peuvent contribuer à les conserver : & l'on en sentirait encore mieux la nécessité, pour peu qu'on fût humain & compatissant, si l'on faisait attention combien le nombre de ceux qui périssent annuellement est considérable. Mais malheureusement la plûpart des propriétaires qui sont sensibles à cette triste vérité, ne se persuadent pas assez qu'il serait possible de prévenir nombre des causes qui peuvent y donner lieu : plus malheureusement encore, il en est d'autres qui ne s'en affectent pour ainsi dire pas, & qui ne songent à veiller à la santé de ces infortunés qu'ils excédent, que dans ces tems de calamités où le produit du travail qu'ils en retirent, ne peut équivaloir à leur valeur & leur fournir la facilité d'en acquérir de nouveaux : ce n'est qu'alors qu'ils les traitent avec un peu plus de bonté & d'humanité. Contentons-nous d'observer que les pertes & les malheurs sont constamment la suite d'une administration injuste & cruelle, & opposons à ce triste tableau celui de ce citoyen, ami zélé de l'humanité, qui fut émû quand il calcula le nombre des infortunés qui périssaient dans les vaisseaux qui transportent les négres de l'Affrique dans le nouveau monde. Sensible à ce spectable touchant, il consigna en 1772, la somme de 1200 liv. pour prix du meilleur mémoire, qui au jugement de l'académie de Bordeaux, indiquerait « quels seraient les meilleurs » moyens pour préserver les négres qu'on trans- » porte de l'Affrique dans les Colonies, des » maladies fréquentes & si souvent funestes qu'ils » éprouvent dans ce trajet. »

Il eût été sans doute bien important qu'on eût satisfait aux vues de l'Académie & aux desirs du citoyen vertueux qui en avait fourni l'occasion ; mais il n'en a malheureusement rien été, puisque le même prix fut proposé quelque tems après par la même compagnie pour un autre objet d'utilité. Cependant quand on considere les nombreux armemens qui se font pour la côte d'Affrique, il semble qu'il était assez facile de recueillir des observations très-intéressantes & nombreuses sur différentes causes qui peuvent contribuer à ces mortalités qu'on aurait eu le désir de prévenir; on ne peut donc qu'être étonné que dans le nombre des premiers chirurgiens des négriers, dont la plûpart sont ordinairement instruits, il n'y en ait pas eu quelques-uns qui aient daigné s'occuper d'un objet aussi intéressant.

Je n'ignore pas que depuis qu'on est obligé d'aller chercher les négres un peu loin dans les terres, on ne peut éviter de leur faire éprouver des marches forcées & fatiguantes, dont ils sont quelquefois excédés avant d'être rendus à bord, & que cette seule circonstance à laquelle il est peut-être impossible de remédier, doit au moins fortement contribuer à altérer leur santé & contribuer à la mortalité. Néanmoins, ayant observé que tous les navires qui arrivent à Saint Domingue, dont la traversée & la traite avaient été courtes, ne portaient ordinairement que des négres bien portans, & qu'ils n'en avaient pas perdu, du moins que fort peu, depuis leur départ d'Affrique ; je crois être fondé à croire que les plus grands accidens proviennent du séjour qu'on fait quelquefois le long d'une côte mal saine, ou de la cruelle situation dans laquelle se trouvent ces malheureux dans la plûpart des navires

vires négriers. On ſçait qu'ils y ſont pour ainſi dire entaſſés les uns ſur les autres, que l'air qu'ils y reſpirent ne peut qu'être très-impur, & que les alimens dont on les nourrit ſont parfois très-dangereux, par leur vétuſté & leur mauvaiſe qualité; il ſerait donc poſſible de prévenir une partie des accidens qui en ſont les ſuites, ſi l'on voulait porter un peu plus d'attention qu'on ne fait à les prévenir. Nombre d'auteurs ſe ſont occupés des différens moyens qui peuvent ſervir à purifier l'air de l'intérieur des vaiſſeaux, ainſi que de ceux qui ſont propres à prévenir l'altération des proviſions qu'on y charge. Nous nous contenterons d'obſerver, qu'en joignant aux précautions dont ils ont fait mention, celle d'avoir moins égard au port des navires qu'on expédie, qu'à leur marche, de borner la traite de chaque négrier à une quantité moindre, & de ne partir que dans la ſaiſon la plus convenable; on pourrait prévenir nombre de ces maladies que les négres éprouvent à bord des négriers, & qui ſont d'autant plus redoutables, que la contagion qui en eſt pour ainſi dire inévitable, rend toujours le nombre des victimes très-multiplié.

Quoique la derniere précaution dont je viens de parler, me paraiſſe une des plus propres à prévenir la majeure partie des accidens qu'on éprouve à bord des négriers, ainſi que ſe le ſont perſuadés les armateurs anglais ; comme il eſt vraiſemblable que les armateurs Français ne s'en aviſeront que tout autant que leurs intérêts pourront s'y trouver, & que d'ailleurs en ſuppoſant qu'ils s'y décidaſſent, pluſieurs autres circonſtances peuvent ralentir les expéditions ou la marche des négriers ; nous n'en ſerions pas moins fondés à déſirer que les gens de l'art les plus inſtruits & qui ſont à portée d'apprécier quelles ſont les véritables cauſes des maladies que les négres peuvent éprouver dans les bâtimens qui les tranſportent d'Afrique en Amérique, fuſſent dans le cas d'indiquer les meilleurs moyens de les prévenir ou de remédier à leurs effets. Alors on pourrait eſpérer que le nombre de ceux qui périſſent avant d'être arrivés aux Colonies, ſerait beaucoup moindre, ainſi que celui de ceux qui y arrivent affectés de quelque vice, qu'on ne craint pas ordinairement de repercuter à l'inſtant de leur arrivée & dans le moment qui précéde celui de la vente, lorſqu'ils ſe manifeſtent par des ſymptômes extérieurs, afin de pouvoir ſurprendre la bonne foi des acheteurs. N'inſiſtons pas plus longtems ſur un objet qui nous eſt preſque étranger, afin de nous occuper de ce qui nous concerne plus particulièrement & dont nous pouvons parler avec plus de certitude.

A peine les négres ſont-ils arrivés dans nos

Colonies, qu'ils ſont vendus & remis à différens propriétaires. S'il eſt toujours de la plus grande importance d'être juſtes & humains à leur égard ; perſonne ne doit ignorer que c'eſt encore plus eſſentiel dans ces premiers inſtans, & qu'il convient d'être complaiſant & très-attentif à procurer à ces malheureux tout ce qui peut contribuer à les rétablir des fatigues du voyage & leur être néceſſaire. On commencera donc par les vétir d'une maniere convenable ; il ſera à propos de les faire loger & manger enſemble, du moins pendant quelque tems, ſi cela ſe peut & ſi l'on a eu pluſieurs ſujets du même navire, afin de pouvoir y avoir l'œil avec plus de facilité, & qu'ils puiſſent s'égayer & ſe conſoler mutuellement. Il eſt même à propos de les diſtraire par quelqu'amuſement, afin de leur faire oublier leur pays & de bannir le chagrin qui les prend quelquefois, lorſqu'ils ſongent à la diſtance qui les ſépare de leurs parens & de leur patrie. Celui de la danſe eſt un de ceux qui leur plaiſent le plus, ſurtout aux Congo, & c'eſt le plus propre à leur faire prendre de l'exercice, que je crois toujours très-néceſſaire pendant ces premiers tems de leur ſéjour. Les ſueurs qui en réſultent ſont d'autant plus avantageuſes qu'elles décident aſſez fréquemment, les ſymptômes de quelque vice cutanné qu'on aurait répercuté, ou des éruptions, qui ſont toujours ſalutaires en dépurant le ſang des humeurs qui lui ſont étrangeres & pourraient être très préjudiciables, ſi elles étaient retenues & ſi l'on ne les corrigeait par un régime convenable.

Les vivres de terre frais, notamment les bananes, les calalous faits avec différentes plantes, comme épinars, pourpier, creſſon, feuilles de patience, d'oſeille &c., aromatiſés avec du jus de citron, doivent conſtituer leur principale nourriture. Ces alimens ſont très-propres à remédier aux effets qu'a pû opérer le régime auquel on les a tenus pendant la traverſée, & à mitiger même ceux des ſalaiſons que quelques habitans leur donnent, & dont les négres bauſſales ſont aſſez friands. Cette réflexion doit faire comprendre qu'il vaudroit mieux ſubſtituer aux ſalaiſons, de la viande fraîche quand on le pourra; ou que du moins, ſi l'on ne s'en tient pas à un régime ſimplement végétal, comme il me ſemblerait plus convenable, il faut bien prendre garde que les ſalaiſons qu'on leur donne ſoient de bonne qualité, & que ce ne ſoit pas en grande quantité.

Il ne faut pas cependant ſe figurer, quoique je conſidere la nourriture végétale, comme celle qui convient le plus aux négres nouveaux, qu'il ſoit indifférent de les nourrir avec tel ou tel vivre de terre indiſtinctement, car les patates, auxquelles ils ne ſont pas ordinairement habitués, ſont par elles-mêmes trop indigeſtes & d'une nature tellement aceſcente, qu'elles leur nuiraient infailliblement ſi l'on en conſtituait la baſe de leur nourriture, ou ſi l'on n'avait l'attention d'en corriger en même tems les qualités, par des calalous faits avec des plantes amères & toniques, par le jus de citron mêlé à celui de piment, ou par un peu de viande ſalée dont l'uſage devient dans ce cas ci comme néceſſaire.

Il eſt ordinaire que quelques jours après que les négres ſont arrivés dans les colonies, ils éprouvent une petite révolution qui provient ſans doute plutôt de la qualité différente des alimens qu'ils prennent, ou de la plus grande quantité qu'on leur en accorde, que des influences du climat, qui peut néanmoins y co-opérer, quoique la différence de celui d'où on les a tirés ne ſoit ni bien grande ni eſſentiellement déſavantageuſe, puiſqu'en général la côte d'Afrique eſt plus brûlante & moins ſalubre que nos colonies. Les effets de cette révolution ne demandent peut-être pas beaucoup d'attention; j'en ai cependant quelquefois vu réſulter des diarrhées aſſez rebelles, auxquelles la ſuppreſſion ou diminution de la tranſpiration avaient vraiſemblablement quelque part. C'eſt pourquoi j'ai toujours conſeillé d'évacuer les négres nouveaux 5 à 6 jours après leur arrivée ſur les habitations, en leur faiſant prendre deux jours de ſuite & le matin ſeulement, un pot d'eau de caſſe, acidulée avec un peu de jus d'oranges ſûres, & je n'en ai jamais vu que de bons effets.

Ces premieres attentions une fois obſervées, il convient de ne pas tarder à occuper les négres bauſsâles à quelque travail léger, plutôt pour les diſtraire ou entretenir la flexibilité des parties, leur faire goûter avec plus de ſatisfaction le plaiſir de la danſe & du repos, que dans les vues de tirer quelque profit de leur ſervice. Il ſeroit bien déplacé de prétendre les employer alors à des travaux pénibles & de ne pas ſe perſuader qu'il eſt important de ne les amener à ce point & de les faire aller avec l'attelier que par gradation. Je crois même que ceux qui préfèrent les employer ſéparément pendant un certain tems, n'en font que mieux. Ce n'eſt pas qu'on ne pût les traiter avec plus de douceur, quoique confondus parmi les anciens, mais ils ſont alors témoins des châtimens que ceux-ci ſont quelquefois dans le cas d'éprouver, & qui pourraient les dépiter ou les inquiéter.

La plupart des habitans ſont ordinairement dans l'uſage de diſtribuer après un certain tems leurs négres nouveaux aux différens ſujets de leur habitation qui leur en demandent. Ce choix mérite la plus grande & la plus ſcrupuleuſe attention, puiſqu'il eſt de la plus grande conſéquence de ne les confier qu'à ceux qui ſont dans le cas de leur donner de bons conſeils & un bon exemple, & ſur-tout qui ne ſont pas capables d'abuſer de l'eſpèce d'autorité qu'ils ſont cenſés avoir ſur eux, & qu'ils ne manquent pas de prendre. Comme le nombre des bons ſujets, ſur leſquels on peut compter en pareil cas, eſt aſſez rare, il eſt aſſez ordinaire de voir que loin d'avoir le ſoin qu'ils ont promis à ceux qui leur ſont confiés, ils les regardent & les traitent comme des valets auxquels ils font faire les travaux les plus pénibles, en leur refuſant quelquefois la nourriture convenable, ou en leur excroquant une partie des vivres que les maîtres leur accordent quelquefois pendant certain tems. Ces pauvres malheureux n'oſant ni ne pouvant ſe plaindre, par la difficulté qu'ils ont à ſe faire entendre, finiſſent ordinairement par ſe dépiter, & deviennent preſque toujours de mauvais ſujets. Il ſemblerait donc qu'il ſerait plus avantageux de livrer les négres nouveaux à eux-mêmes; cependant comme il en peut réſulter alors beaucoup d'autres inconvéniens qu'il eſt inutile de détailler, & qu'il n'eſt pas trop facile de prévenir tous les abus qui écloraient en pareil cas, on n'aura pas de peine à concevoir pourquoi les négres nouveaux réussissent si peu sur certaines habitations, tandis que sur d'autres ils prospèrent presque toujours. Je conclurai de toutes ces réflexions que lorsque les propriétaires n'ont pas sur leur habitation un bon fond d'attelier, ils doivent toujours préférer de faire des petites acquisitions plus souvent répétées, que d'acheter une trop grande quantité de négres à la fois, afin de pouvoir y veiller eux-mêmes, ou de ne les confier qu'au petit nombre de leurs esclaves sur la fidélité desquels ils peuvent compter. Lorsque l'état de leurs affaires ne permettra pas cette lenteur, ils doivent alors préférer de mettre tous les négres nouvellement acquis, sous la direction du meilleur sujet qu'ils auront, & dont ils doivent récompenser les services d'une maniere assez essentielle pour qu'il soit intéressé à mériter cette confiance & cette espèce de dignité.

Lorsque les négres nouveaux sont parvenus à ce point où l'on n'a plus besoin de s'en inquiéter, il s'agit que les propriétaires des biens auxquels ils sont attachés, joignent à l'autorité qu'ils ont sur eux, beaucoup de justice & d'humanité, & que s'ils accordent leur pouvoir à des représentans, ce ne soit qu'à des personnes en état d'apprécier les obligations qu'elles ont à remplir, & qui sont capables de conduire les négres d'autrui avec autant d'intérêt, de ſoin & de zèle que s'ils leur appartenaient en propre.

L'immenſe diſproportion qu'on peut obſerver entre les pertes qu'on fait ſur une habitation mal adminiſtrée, avec celle qui l'eſt bien, prouve d'une maniere bien évidente combien les vices d'adminiſtration peuvent être conſéquens. Il n'appartient qu'à ceux qui ſont éclairés par une longue expérience à ce ſujet de tracer à ceux qui en ont moins, & qui commettent journellement des bévues capitales, quelle eſt la route la plus convenable.

Quoique mon intention ne ſoit point de m'occuper d'autre partie de l'adminiſtration, que de celle qui a le plus de rapport à mon objet, je ne puis m'empêcher d'admirer en paſſant la ſage précaution de quelques propriétaires, de proportionner les bénéfices de leurs repréſentans aux profits & aux pertes qu'on peut faire ſur leurs habitations, & de les faire participer aux uns & aux autres pendant leur adminiſtration. On ne peut ſans doute diſconvenir que dans le plus grand nombre des perſonnes qui ſont prépoſées par les propriétaires pour les repréſenter, on pourroit ſe diſpenſer d'une pareille précaution, & qu'on n'en ſerait pas moins aſſuré des ſoins dont elles ſe font un devoir; mais il n'en eſt pas moins vrai qu'il en eſt quelques-unes à l'égard deſquelles elle peut être utile, & qu'elle le ferait encore plus si on l'étendait en quelque sorte à l'égard de celles qui sont comme en sous-ordre des premiers représentans.

Ayant parlé de quelques circonstances qui concernent les négres baussales & qui leur sont particulières jusqu'au moment où l'on peut les confondre parmi ceux qui sont anciens au pays ou créoles, nous allons maintenant parler de ces derniers en les considérant dans leurs différens âges, en commençant par l'âge le plus tendre, ou plutôt par le moment où ils commencent une triste & malheureuse existence, s'ils n'ont pas le bonheur d'appartenir à des maîtres qui soient tels qu'ils doivent être à leur égard.

Lorsque j'ai réfléchi pour la premiere fois, combien le nombre des négres qui sont dans la Colonie, est inférieur à celui de ceux qu'on y a apporté d'Afrique, qu'il est des habitations où l'on voit beaucoup de créoles, tandis qu'il y en a beaucoup d'autres où l'on n'en voit qu'un très-petit nombre, quoique établies depuis fort long-tems; je me suis facilement persuadé qu'il devait exister des causes qui occasionnaient cette grande dépopulation, & qu'il devait y en avoir aussi qui pouvaient rendre raison pourquoi la population n'était pas plus nombreuse. Quelques observations m'ayant confirmé dans mon opinion qu'il était au pouvoir des habitans de prévenir quelques-unes des premières, & qu'ils pouvaient remédier aux autres en favorisant la population, j'ai pensé qu'il était à propos d'insister à ce sujet.

Je l'ai déjà dit, & ne saurais trop le répéter, toute personne qui veut tirer parti des négres doit en agir avec eux avec la plus grande délicatesse, & ne perdre jamais de vue qu'il doit être juste à leur égard. S'il est bien convaincu de cette vérité, & s'il réunit à cette qualité le bon sens & les connaissances convenables pour bien juger, il verra bientôt pourquoi la population est beaucoup plus considérable sur certaines habitations que dans d'autres ; qu'il ne s'agit pour la favoriser, que d'établir une bonne & douce administration ; & que parmi les causes qui y sont les plus contraires, on doit compter les excès du libertinage auxquels les négres se livrent, & surtout le peu de bonté & de justice des maîtres ou des représentans, à leur égard.

Que peut-il résulter en effet de la conduite de ceux qui, loin d'accorder aux négres le tems qui leur appartient, & pendant lequel ils pourraient se consoler avec leurs femmes des peines attachées à leur état, disposent en partie de celui qui doit être consacré au repos, en leur faisant faire des veillées peu nécessaires, & ne leur accordant même pas les instants dont ils ont beſoin pour ſe procurer & préparer leur nourriture? Peut-on ſe figurer que dans de telles circonſtances, les négres puiſſent être fort propres à la propagation de leur eſpèce, & que les négreſſes ſoient dans le cas de ſe ſoucier d'ajouter à des peines trop multipliées celles d'un état qui ne pourrait que les rendre encore plus malheureuſes & plus à plaindre ? Il y auroit certainement de l'inconſéquence à le prétendre, & de ne pas ſentir que les travaux exceſſifs & trop long-tems continués, doivent, en épuiſant les ſujets, influer néceſſairement ſur la population. Il faut donc ménager les négres autant que faire ſe peut, & ne jamais oublier qu'ils ne peuvent être propres à la propagation, que tout autant que les réparations & le repos convenables ſeront proportionnés aux pertes & aux fatigues qu'ils ſont dans le cas d'éprouver.

Si les excès forcés, du genre de ceux dont je viens de parler, peuvent être contraires à la population, il en eſt d'autres qui quoique volontaires ne le ſont pas moins, en raiſon du penchant naturel que les négres ont à s'y livrer & des ſuites qui les accompagnent. Tel eſt le déſordre dans lequel vivent les négres & les négreſſes, & que les propriétaires doivent faire enſorte de prévenir par tous les moyens imaginables; ils doivent également faire leur poſſible pour prévenir l'abus qu'on fait d'une liqueur beaucoup trop répandue & dont les excès nuisent de toute maniere à la population, & altérent singuliérement la constitution. Par succession de tems l'usage de cette liqueur porte sur le tempérament, & quand même elle ne serait pas aussi dangereuse lorsqu'elle est ancienne, que quand elle est récemment faite, comme l'assure M. Dazile, elle est toujours nuisible par sa violence si l'on en use trop fréquemment & immodérément, comme le font la plupart des négres, depuis que les guildiveries sont si multipliées & que la valeur du taffia est devenue si modique. (1) Il est

---

(1) On lit dans les mémoires de la société royale de Médecine, année 1776, page 258, que le squirre ou obstruction du pylore, est une maladie fort commune parmi les gens du peuple qui s'adonnent à la boisson de l'eau de vie, & que plus cette liqueur est violente ou forte, & plus elle est familière. Comme les exemples qu'on y cite de cette indisposition prouvent qu'elle est toujours mortelle, on peut se figurer combien les excès du genre de celui qui l'occasionne sont dangereux, & que l'abus du taffia ne doit conséquemment pas être moins redoutable. J'observerai en passant que les vomissemens continuels étant ordinairement le symptôme qui accompagne cette maladie, on ne doit pas

probable, que c'eſt principalement à l'uſage de cette liqueur que doit être attribué ce grand changement que pluſieurs anciens habitans m'ont dit avoir apperçu touchant le caractere moral des négres; & que cette même cauſe pourrait bien en occaſionner par la ſuite de plus conſéquent, ſi le Gouvernement n'interpoſe ſérieuſement ſon autorité, comme il a quelquefois tenté de le faire, afin d'empêcher le trop grand débit de cette liqueur. Car indépendamment des dérangemens qu'elle occaſionne ſenſiblement ſur les habitations depuis que les négres en ont contracté l'habitude, elle peut les induire à une erreur des plus conſéquentes en les perſuadant, comme le croient la plupart, qu'ils peuvent à l'aide de ce moyen réparer leurs forces épuiſées, & ſe livrer avec plus d'ardeur à des excès qui ſont parfois d'autant plus préjudiciables, qu'ils ſont ſouvent ſuivis & précédés de courſes vives & violentes. Tel eſt le cas des négres qui ont leurs

---

négliger d'avoir égard à celle dont je parle ainſi qu'à ſa cauſe, lorſqu'on eſt appellé pour prononcer ſur la cauſe de la mort de certains ſujets, qu'on eſt ordinairement porté à regarder comme violente & involontaire, lorſqu'ils ont éprouvé pareil ſymptôme avant de mourir, ſurtout quand c'eſt quelque négre qui aura ſuccombé.

femmes ſur d'autres habitations que ſur celle de leur maître & dont ils ſont plus ou moins éloignés. Alors ils paſſent une partie & quelquefois la nuit entière ſans prendre le repos dont ils ont beſoin & qui pourrait ſeul réparer les pertes de la veille, d'où s'enſuit néceſſairement qu'il leur eſt impoſſible de remplir les devoirs du lendemain, même avec la meilleure volonté. Malheur à l'habitant qui loin de remédier à la cauſe premiere en établiſſant le bon ordre, traite avec rigueur les négres qui ſont dans ce cas & leur refuſe le repos qu'ils tâchent ordinairement d'obtenir, en feignant quelque indiſpoſition qui ne tarde pas à devenir réelle, ſi l'homme de l'art qu'on conſulte dans ce cas n'eſt pas plus judicieux.

Quoique ce ne ſoit qu'après des obſervations bien conſtatées que j'ai crû pouvoir avancer que le déſordre ou libertinage des négres, & l'abus qu'il font du taffia, devaient être conſidérés comme des cauſes qui influent le plus ſur leur ſanté & s'oppoſent à la population, & qu'on ne ſçauroit trop s'occuper des moyens qui peuvent les prévenir ; il ne faut pas ſe figurer que je veuille exclure entierement l'uſage du taffia, ni que je penſe qu'il fût à propos d'employer l'autorité pour obliger les négres & les négreſſes à contracter des liaiſons immuables entr'eux. Dans le premier cas, ce n'eſt que l'abus d'une liqueur trop violente que je condamne ; tandis que dans le ſecond, je penſe que la liberté que les négres & négreſſes ont de ſe quitter mutuellement lorſqu'ils ne ſe conviennent plus, fait qu'ils ſe conviennent plus longtems, ſur-tout quand les propriétaires ou leurs repréſentans ſçavent leur tenir quelque compte de leur conſtance par quelque petite ſaveur, ou en leur témoignant un peu d'eſtime, quand les enfans qui réſultent d'une union auſſi libre, la rendent plus étroite, comme cela arrive aſſez communément. Ce ne ſera donc qu'à l'égard de ceux ou de celles qui, pouvant ſe procurer une femme ou un homme ſur l'habitation de leur maître, vont ſe pourvoir à des diſtances éloignées ou qui ne ſont propres qu'à troubler l'union & le ménage de ceux qui ſont tranquilles, qu'il convient d'en agir avec quelque rigueur, pourvu toutefois que celui qui veut les corriger ſoit dans le cas de leur prêcher le bon exemple & n'ait pas les mêmes défauts qu'eux à ſe reprocher. Cette réflexion paraîtra peut-être ſinguliere à quelques perſonnes : je me flatte cependant qu'elle ne le ſera pas pour ceux qui obſervent avec attention le caractere des négres & qui ont vû commemoi l'influence que peut avoir la conduite du maître ſur la leur.

S'il eſt facile de voir par ce qui précéde, comment

comment une bonne adminiſtration peut contribuer à augmenter la population, il eſt encore plus facile d'en démontrer l'utilité dans d'autres cas où l'exécution des moyens eſt beaucoup plus aiſée. Tel eſt celui qui eſt relatif à l'état des négreſſes qui ſont enceintes. Comme ce n'eſt qu'en raiſon du ſervice qu'on en exige lorſqu'elles ſont dans cette ſituation, qu'elles en ſont peinées ou qu'elles s'en félicitent, c'eſt alors qu'il convient d'adoucir leur misère & de les traiter avec beaucoup plus de bonté & de complaiſance, ſi l'on veut conſerver leur fruit & favoriſer la population. Il eſt certain que c'eſt en raiſon des égards qu'on a pour les négreſſes enceintes ou nourrices, que le nombre en eſt plus ou moins conſidérable. Je ſçais que pluſieurs habitans y portent une attention ſuffiſante, mais combien n'en voit-on pas qui exigent alors le même ſervice ou peu s'en faut, que ſi elles n'étaient point dans une ſituation auſſi intéreſſante. Je ne ferai point mention des ſuites terribles & affreuſes auxquelles une telle inconduite donne ordinairement lieu & dont les propriétaires ſont toujours la dupe; je me bornerai à remarquer y qu'il a de l'inhumanité d'employer les femmes enceintes à des travaux un peu forcés, ſur-tout dans les quatre derniers mois de la groſſeſſe, & que c'eſt s'expoſer à les perdre que d'en agir autrement. On devrait donc ne les employer dans ces derniers tems, qu'aux travaux les moins fatiguans & avoir pour elles les mêmes attentions que quelques habitans ont pour les nourrices; c'est-à-dire les excepter des veillées, d'aller au jardin avant le lever du soleil, & leur permettre de se retirer au moment où il se couche. Ces attentions sont au moins indispensables pour les dernières, car on ne peut raisonnablement refuser de leur accorder un peu plus de tems, puisqu'elles sont obligées d'en employer une partie à soigner leur nourisson.

Quant à la précaution qu'on a de faire retirer les nourrices & les femmes enceintes aux apparences de pluie; à moins que l'attelier ne travaille à portée des établissemens, ou que le tems ne soit décidément mauvais, je crois qu'il vaudrait encore mieux que chaque habitant fût pourvû d'une ou deux petites tentes, qu'on pourrait faire porter au jardin & sous lesquelles les nourrices pourraient placer leurs enfans, les y allaiter & même s'y mettre à couvert au besoin, en cas de grains de pluie, qui arrivent souvent trop promptement pour qu'elles aient le tems de se rendre à leur case, sans courrir risque de les essuyer. Cette première réflexion m'a fait faire celle qu'il conviendrait que chaque habitant eût un nombre suffisant de tentes pour mettre tout leur attelier à l'abri de la pluie, & qu'en les faisant porter au jardin, dans la saison dumoins où elle tombe si fréquemment, on pourroit prévenir une infinité de maladies que les suppressions de transpiration occasionnent & qui peuvent être très-sérieuses, lorsque les négres sont mouillés dans le moment où ils sont en sueur.

Il n'est pas d'habitant qui ne sache parfaitement que le nombre des malades est toujours plus considérable dans la saison des pluies que dans toute autre; & qu'il augmente, toutes les fois que l'attelier vient à être mouillé: c'est pourquoi plusieurs ont la sage précaution de faire placer un ou plusieurs ajouppas dans différens coins de leurs jardins, afin que les négres puissent y être à l'abri du mauvais tems. Mais ces ajouppas ou cabanes sont rarement assez multipliés & ne peuvent même l'être prudemment parmi les pieces de canne; encore ne seront-ils jamais aussi à portée, aussi utiles que des tentes, dont on peut opposer à volonté la direction du côté d'où viennent la pluie & le vent, & qu'on peut les étendre dans l'allée la plus voisine de la piece de terre qu'on cultive. Il serait sans doute plus à propos de les multiplier que de les faire trop grandes, tant pour en faciliter le transport, que pour que le vent y ait moins de prise. La petite dépense que cela peut occasionner, ne mérite certainement pas la moindre attention, puisqu'on en sera plus que dédommagé par le tems qu'on économisera & que les négres employent, pour se rendre ou revenir des lieux où ils cherchent à se mettre à l'abri.

D'après ce que j'ai dit ci-devant sur la difficulté de contenir les nourrices des jeunes créoles blancs, il est naturel de penser qu'il est encore plus difficile de contenir celles qui nourrissent les jeunes négrillons. Les occasions de les *tromper* (1) se présentent bien plus fréquemment, que quand elles sont observées de près ; elles succombent d'autant plus aisément à la séduction & au desir de communiquer avec les négres, que leur amour maternel n'est gueres prépondérant, & qu'elles ne pensent pas qu'une telle conduite puisse être fort préjudiciable; dumoins se flattent-elles, que leurs fautes seront impunies par l'espoir qu'elles ont de réussir à les cacher. Les effets n'en sont malheureusement que trop sensibles, sur-tout si elles deviennent enceintes ; leurs nourrissons, qui jusqu'à cet instant avaient joui d'une santé ravissante, ne tardent pas à dépérir & à éprouver différentes maladies qui sont d'autant plus sérieuses, qu'elles altèrent presque toujours leur constitution & leur tempérament

---

(1) Expression dont on se sert communément pour dire qu'une nourrice s'expose à devenir enceinte pendant qu'elle allaite, & à donner du mauvais lait à son nourisson.

pour le reste de leur vie, s'ils ne la perdent entièrement. J'ai vu ces accidens si fréquemment, que je ne saurais trop recommander aux propriétaires de faire tout leur possible pour les prévenir ; mais ce n'est pas, je le répéte, en employant ces voies de rigueur qui m'ont souvent paru insuffisantes, & qui pourraient même aggraver le mal. Les nourrices qui se verraient enceintes, ne manqueraient pas d'avoir recours à des moyens violens pour se faire avorter, afin de se soustraire au châtiment qu'elles croiraient ne pouvoir éviter, d'où pourrait en résulter la perte du nouveau fruit, souvent celle de la mere, & toujours une plus grande altération de leur lait. Ce n'est qu'à l'égard des négres, qui seraient bien convaincus d'avoir contribué à ce désordre, qu'on devrait sévir avec moins de ménagement ; puisqu'ils sont aussi coupables & moins excusables, en ce qu'ils peuvent facilement s'adresser à d'autres femmes. Je conviens qu'on ne peut pas considérer sans émotion l'état de ces petits infortunés, sur tout si l'on a eu pour leurs mères les égards que l'état de grossesse & de nourrice reclamait, & qu'il est alors bien difficile de se modérer. Cependant, comme il le faut en ce moment, & que pour ne pas aggraver le mal, il convient de différer de leur en témoigner de la rancune ; il s'agira de remédier au plutôt à l'état de leurs enfans, soit en les sevrant s'ils sont déjà avancés, soit en leur donnant une autre nourrice, ou en les nourrissant avec du lait des animaux, plutôt que de les laisser entre les mains de leur marâtre, dont le lait est comme devenu poison (1).

D'après la multiplicité de pareils exemples, il est facile de se persuader qu'il convient de ne pas laisser long-tems les négrillons en nourrice, & qu'il est à propos de les sevrer de bonne heure, à moins qu'on ne puisse compter sur la conduite de leur mère : peut-être le pourrait-on davantage, si l'on faisait espérer à celles-ci qu'elles seraient un jour exemptes de toute espece de travail, si elles parvenaient à élever un certain nombre d'en-

(1) Comme on ne peut douter que le lait des nourrices ne soit plus doux, plus agréable & meilleur, lorsqu'il n'y a que quelques heures qu'elles ont mangé ; tandis qu'il est épais, jaune, salé & même désagréable, quand elles ont resté longtems sans prendre d'aliment ; on verra qu'il convient non-seulement qu'elles fassent plusieurs petits repas, plûtot que d'en faire un ou deux copieux ; mais même, que si l'on voulait nourrir des jeunes enfans avec le lait de vache, on devrait faire ensorte que la vache qui doit fournir ce lait, ne restât point parquée pendant toute la nuit ; surtout si la tenant renfermée dans le parc, on n'a pas du fourage à lui donner à manger.

fans, & que l'époque où ils feraient tous propres au travail du maître, ferait celle où la mere n'aurait d'autre devoir à remplir que celui d'avoir soin de sa famille. Il n'appartient qu'à des habitans justes, humains & sensibles, & qui se font un vrai plaisir & devoir de favoriser la population, d'apprécier une idée qui, ce me semble, devrait être généralement adoptée, ne serait-ce que par intérêt.

Il est inutile de répéter ce que j'ai dit ci devant touchant les soins qu'on doit porter aux négrillons lorsqu'on les a sevrés; je ne doute point qu'on ne les garantisse par-là de plusieurs des maladies qu'ils ont coutume d'éprouver: j'ajouterai ici, que comme les vermineuses ne sont pas les moins fréquentes, on ne ferait que mieux de leur donner de tems en tems quelques amers ou vermifuges, tels que la rhubarbe, le semen-contra, l'émitho-corton, ou le suc de lianne. C'est en raison des soins qu'on a des créoles dans leur bas âge, qu'on peut prétendre à les voir plus ou moins réussir.

Quand les négres créoles sont parvenus à un âge assez avancé pour pouvoir se suffire à eux-mêmes & faire le service de leur maître, ils sont en général plus intelligens & plus industrieux que les négres de la côte; aussi se tirent-ils mieux d'affaire quand ils y mettent la bonne volonté: mais elle n'est pas toujours leur partage, & l'on voit que s'il en eſt pluſieurs qui ſont aſſez laborieux & aſſez induſtrieux pour ſe procurer leurs beſoins, il en eſt beaucoup d'autres qui, de même que des négres de la côte auxquels il reſſemblent à tous égards, ſe laiſſeraient manquer de tout, par pareſſe & par nonchalance, & ſeraient ſouvent réduits aux plus cruelles extrémités, ſi l'on négligeait d'y obvier en pourvoyant à leurs beſoins, ou en les obligeant à ſonger à ſe les procurer. C'eſt en ceci que conſiſte le point le plus eſſentiel & le plus important de l'adminiſtration, & qu'aucun habitant ne doit jamais perdre de vue. Qu'on ne s'imagine pas qu'il ſuffit d'accorder aux négres le tems qu'ils doivent employer à cultiver leurs places; il s'agit d'y regarder de plus près, & de s'aſſurer s'ils les cultivent réellement. Alors, on verra que la majeure partie des négres ont des jardins inſuffiſans, & qu'il en eſt qui, n'en ayant pas du tout, ne peuvent ſubſiſter qu'à l'aide de ſecours ou des vols qu'ils font aux autres, ſur-tout ſi les places à vivre des maîtres ne ſont pas des mieux pourvues, ou ſi elles ſont gardées avec rigidité. Il eſt alors naturel d'en conclure que le plus grand nombre de ces négres doit manquer d'une nourriture ſuffiſante, lorſque les vivres ſeront un peu rares, & qu'eu égard à la néceſſité où ils ſont de vivre alors de tout ce qu'ils peuvent trouver, ils doivent être expoſés à des indiſpoſitions plus ou moins fâcheuſes, ſelon que leur nourriture eſt plus ou moins mauvaiſe ou inſuffiſante.

Lorſque je me rappelle les triſtes accidens dont j'ai été témoin, & qui ne dépendaient pas d'autre cauſe que de la mauvaiſe qualité ou d'une trop grande privation d'alimens néceſſaires ; j'ai de la peine à concevoir comment avec de tels exemples, qui malheureuſement ſont preſqu'annuellement répetés, on peut négliger de prendre toutes les meſures convenables, pour qu'un attelier ne ſoit jamais dans le cas de manquer. Je ſais que pluſieurs habitans ſe ſont très-bien trouvés de raſſembler & de faire travailler ſous leurs yeux & en commun, tous ceux de leurs négres qui avaient beſoin d'y être contraints, & que par cet excellent expédient ils ont prévenu bien des accidents : cependant il s'en faut de beaucoup que cette précaution me paraiſſe ſuffiſante, attendu qu'il eſt poſſible, que certaines plantations très-bien cultivées ſoient altérées ou emportées par des coups de vent, qui, comme on ſçait, ne ſont pas rares à l'époque de l'équinoxe. Ce ne ſera donc qu'autant qu'on multipliera celles qui ſont le moins caſuelles, & en comptant moins ſur les vivres que les négres peuvent cultiver pour leur compte, que ſur des grandes proviſions de ceux qui peuvent ſe conſerver, qu'on pourra ſe flatter de n'avoir rien à craindre. Si nombre de propriétaires regrettent de ſacrifier quelques journées de leur tems, à la culture d'une ſurabondance de vivres, puiſqu'ils ont quelquefois de la peine à cultiver ceux qui ſont abſolument indiſpenſables ; ils n'ont qu'à réfléchir ſur la légende de maux que la diſette de vivres peut occaſionner ; & qu'il eſt impoſſible de réſiſter à des travaux fatiguans, ſi l'on ne répare les pertes qui s'en ſuivent: ils verront, que c'eſt avec raiſon que les négres perdent alors leur gayeté naturelle & que l'on doit ſe perſuader ; que les momens qui ſont employés à planter des vivres, ſont ceux qui le ſont le plus avantageuſement & le plus utilement. Ce n'eſt pas cependant ce que croient ceux, qui quand on leur parle des effets de la diſette de vivres, & qu'on leur dit de comparer ce qu'ils en reſſentiraient eux-mêmes, s'ils étaient dans le même cas & privés de leur nourriture, répondent que la conſtitution des négres eſt beaucoup plus forte que la leur. Elle le ſerait en effet, ſi les excès & le travail ne l'altéraient conſidérablement, & ſi l'on pourvoyait ſuffiſament à leur ſubſiſtance. Mais le peu de durée de la plûpart de ces êtres malheureux, ne prouve que trop qu'on ne les traite pas avec aſſez d'égards, & qu'on devrait faire enſorte de les attacher plus qu'ils ne le ſont à leur existence, soit en la leur rendant plus supportable & même en leur faisant entrevoir la perspective d'une vieillesse plus tranquille & plus agréable. Ce dernier moyen me paraît être le seul qui puisse porter les négres à désirer de prolonger une vie, dont ils envisageront vraisemblablement le terme comme celui de leurs peines, tant qu'on n'aura pas plus d'égards pour les vieillards qu'on n'en a, & que leur sort, loin de paraître digne d'envie, semblera plus affreux, comme il l'est réellement.

Si je voulais approfondir les différentes positions dans lesquelles les négres se trouvent en satisfaisant aux devoirs qu'on leur impose & auxquels ils sont obligés de satisfaire ; je pourrais prouver par nombre d'exemples, qu'on ne mesure pas toujours, le service qu'on exige d'eux, au dégré des forces ou d'activité dont ils sont capables, & qu'on devrait avoir un peu plus d'égard qu'on en a à la médiocre constitution de quelques-uns, lorsqu'il s'agit de les occuper à des travaux forcés, pénibles ou dangereux; chaque genre de culture me fournirait des réflexions assez fondées. Bornons-nous seulement à deux ou trois exemples qui nous ont paru des plus remarquables, On sçait que sur une sucrerie il y a des travaux très-forcés, ou dans lesquels les négres sont obligés de porter des fardeaux assez pesans ou de faire des efforts assez violens ; comme de fouiller des pieces de cannes, de planter des formes, &c. On conçoit facilement que ces opérations ne peuvent guères convenir à des constitutions faibles ou médiocres; cependant on ne les en exempte pas toujours. Doit-on d'après cela être étonné, qu'il y ait tant de négres infirmes & d'en voir un si grand nombre avec des hernies ou descentes ? La même réfléxion est applicable à nombre de sujets qu'on emploie dans les sucreries & sur-tout aux fourneaux, puisqu'en raison des efforts que ce travail exige & des alternatives subites de froid & de chaud que ceux qui y sont employés sont dans le cas d'éprouver, on ne doit y mettre que ceux qui sont le plus en état de les supporter. Comme il n'est point douteux que même ceux qui sont le plus fortement constitués en éprouvent des accidens presque toujours dangereux ; j'ajouterai qu'on devrait être plus attentif qu'on ne l'est à disposer l'intérieur d'une sucrerie & la situation des fourneaux, de manière à prévenir en partie les causes de ces mêmes accidens, puisque les moyens qui peuvent remplir cette indication sont également propres à contribuer aux succès de la manufacture. Il ne s'agit pour cet effet que d'établir une libre circulation d'air, tant sous les appentis des fourneaux que dans l'intérieur des ſucreries; c'eſt-à-dire qu'il faudrait qu'on eût l'attention que les fourneaux ne fuſſent pas tant enterrés, de changer les chaufleurs plus fréquemment & de faciliter un courant d'air ſur la ſurface des chaudières en pratiquant deux ouvertures, portes ou fenêtres, dans la ligne de direction ſur laquelle ces chaudières ſont établies; par ce moyen, les vapeurs qui s'élévent des matieres qui y ſont contenues, en ſeraient emportées à meſure qu'elles paraîtraient à la ſurface du liquide, au lieu de remplir l'intérieur du bâtiment, & l'évaporation de la partie aqueuſe, ſeul ou principal objet qu'on ait en vue dans la coction du vin de canne, en ferait d'autant plus prompte, qu'il eſt prouvé, qu'en établiſſant un courant d'air à la ſurface d'un liquide qu'on a intention d'évaporer par l'action de feu, l'évaporation ſe fait en un cinquiéme & même un quatriéme de tems moindre, que quand ce courant d'air n'y eſt point établi. Il ne faut pas être grand phyſicien pour concevoir, que ſi les vapeurs qui ſont à la ſurface du liquide ne ſont pas déplacées à meſure, les nouvelles vapeurs que l'action du feu tend à diſſiper, trouvant une plus grande réſiſtance dans le milieu qui doit les recevoir, ne peuvent s'en élever que beaucoup plus lentement. Par cette ſeule conſidération on n'aura pas de peine à concevoir d'où vient que les équipages montés au milieu des ſucreries, bouillent mieux & que le ſucre y eſt plutôt cuit que dans ceux qui ſont adoſſés contre les murs; attendu que le mur gêne le déplacement des vapeurs, & qu'on ne pratique point ordinairement de fenêtre au mur du pignon contre lequel la grande ſe trouve adoſſée.

Les ſoins & les attentions des propriétaires, ne ſont pas moins eſſentiels dans les cas où les négres ſont malades, que dans tous ceux dont j'ai parlé juſqu'à préſent; puiſque c'eſt d'eux dont dépend le choix des perſonnes qui ſont prépoſées pour les ſecourir, & qu'eux ſeuls peuvent fournir les moyens néceſſaires ou propres à contribuer à leur guériſon. Je ſçais qu'il n'eſt pas toujours poſſible aux habitans de choiſir parmi les perſonnes de l'art, ſur-tout dans les quartiers éloignés où l'on en eſt quelquefois entièrement au dépourvu. Mais puiſqu'il leur eſt toujours facile de choiſir ſur le total de leur attelier le ſujet qui paraît le plus propre à ſoigner ceux qui ſont malades, en qualité d'hoſpitalier; ils doivent faire attention que cet emploi eſt le plus important & le plus délicat qu'ils aient à faire remplir & que c'eſt aux meilleurs ſujets qu'il doit être confié.

Lorſqu'on a été dans le cas de ſuivre les hôpitaux des habitations & d'examiner ce qui s'y passe, on sent de quelle conséquence peut être la précaution dont je parle ; puisque malgré que beaucoup d'habitans aient l'attention de veiller de près à leur hôpital & d'avoir un bon hospitalier ou une bonne hospitalière, il s'y commet journellement des abus très-préjudiciables. Combien ces abus ne doivent pas être & plus nombreux & plus conséquents, si les propriétaires ou leurs substituts, en négligeant de veiller à ce qui se passe dans leur hôpital , . s'en rapportent aux soins d'un sujet souvent peu propre à s'acquitter de la besogne dont il est chargé , ainsi qu'il n'arrive que trop souvent d'après le peu d'attention qu'on porte à le bien choisir ?

Quant à ce qui est relatif aux moyens qui peuvent coopérer à la guérison des malades , comme médicamens , alimens , logement, &c. il est essentiel de ne rien négliger pour les avoir des plus convenables & de la meilleure qualité. Pour cet effet il serait à propos de ne point négliger d'accorder à tout gérant en chef d'une habitation, lorsque le propriétaire n'y sera point résident, une somme suffisante pour qu'il puisse fournir aux malades la nourriture qui leur sera nécessaire, ou de lui tenir compte des déboursés qu'il pourrait faire à leur occasion; celui ci doit à son tour ne rien négliger pour bien disposer du local dans lequel les malades doivent être rassemblés. On sçait qu'il convient qu'un hôpital soit vaste, bien airé, & distribué de manière que les sexes différens y soient séparés, ainsi que ceux qui sont affectés de maladies graves; qu'il est essentiel que l'hospitalier y ait son logement particulier, ou qu'il en soit très à portée, & qu'enfin on doit le rendre aussi commode que faire se peut; mais sur-tout tâcher de le rendre salubre, & que les malades puissent y respirer un bon air : c'est cependant ce qu'on néglige ordinairement. Il ne suffira donc pas de placer un hôpital à portée de la maison principale, afin de pouvoir l'inspecter facilement, mais il faudra qu'il soit isolé, éloigné de toute eau dormante ou marécageuse, & le situer sur un terrein égouté naturellement ou qui puisse l'être, en élevant le sol de l'intérieur du logement au-dessus du niveau du terrein d'alentour. Il faut aussi qu'il soit pavé & que les lits soient élevés, afin que l'air puisse y circuler plus librement, & qu'il soit facile d'en laver & balayer l'intérieur (1). Il ne serait pas hors de

(1) De semblables attentions ne sont pas à négliger quant à l'emplacement des cases à négre, & sont bien plus importantes que la symétrie, si ce n'est qu'aux dépens de leur salubrité qu'il est possible de l'observer.

propos

propos non plus d'y avoir quelques lits un peu commodes, pour ceux qui feraient férieufement malades, & qu'on fût pourvû de quelques chemifes, draps & couvertures, afin de pouvoir les changer & les couvrir au befoin. En réuniffant à ces différentes précautions, celle d'avoir un logement particulier & plus éloigné, pour les cas de maladies épidémiques ou contagieufes, on préviendra certainement nombre d'accidens d'autant plus fréquens, qu'il eft beaucoup de propriétaires qui ne font point portés à s'en donner la peine. Nous pouvons donc conclure qu'il eft réellement poffible de favorifer la population fur une habitation, & de prévenir ces nombreufes mortalités qu'on obferve fur certaines, lorfqu'on ne négligera aucune des attentions qui conftituent une bonne adminiftration & qui peuvent faire oublier en partie aux négres, l'horreur de leur fituation. C'eft, je crois, en fixant leur regard fur un objet auffi important, que les habitans pourraient parvenir à mitiger la dure & inhumaine loi, contre laquelle tous les philofophes fe font élevés, fans apercevoir peut-être qu'ils auraient encore mieux fait d'indiquer les moyens qui pourraient en adoucir la rigueur, puifqu'il eft de puiffantes raifons politiques qui femblent devoir la perpétuer. Tel eft du moins le réfultat des réflexions que m'ont fourni celles d'un illuſtre perſonnage qui nous a ſi bien prouvé à cet égard comme à tant d'autres, l'importance de ſes vues, la ſolidité de ſon raiſonnement, l'étendue de ſes connaiſſances, & combien l'humanité ſouffrante l'intéreſſe (1).

---

(1) *Vid.* l'ouvrage de M. Necker, ſur l'adminiſtration des Finances, chap. des Colonies Françaiſes.

CHAPITRE PREMIER.

Des Fiévres en général.

QUOIQUE notre attention ne soit pas de nous écarter des bornes que nous nous sommes imposés, dans ce que nous nous proposons de dire sur quelques maladies en particulier ; il suffit de considérer combien les exemples de celles-ci doivent être multipliés, puisqu'elles constituent, comme l'a dit Sydenham, les deux tiers des cas pour lesquels les Médecins sont appellés, pour sentir qu'il est important que ceux auxquels je destine cet essai, aient quelque idée des signes qui caractérisent cette espèce d'indisposition : du moins en résultera-t-il, que quoique ces idées ne soient pas suffisantes pour mettre les habitans à même d'y remédier, ils en seront plus en état de distinguer quels sont les négres qui en sont réellement affectés, & auxquels on ne refuse que trop souvent le repos dont ils peuvent avoir besoin.

Comme ce n'est que par la considération de l'ensemble des phénomenes par lesquels la fiévre se manifeste, que l'on peut la reconnaître ; nous dirons qu'elle consiste, généralement parlant, dans l'amplitude, la fréquence ou la dureté du pouls augmentées, & ſuivies de quelque changement ſenſible dans l'habitude du corps, ou de la léſion de quelque fonction volontaire ou involontaire.

Il ſerait impoſſible de juger des dérangemens que le pouls peut éprouver, ſi l'on ne comparait ſa maniere d'être dans l'état maladif à ce qu'il eſt dans l'état naturel, ou dumoins à ce qu'il doit être relalativement à l'âge & au tempérament de chaque ſujet; abſtraction faite des différentes circonſtances ou accidens qui peuvent en accélérer les pulſations, & pourraient en impoſer, ſi l'on n'y avait égard. Tel eſt l'effet d'un exercice violent, ou des vives émotions de l'ame qu'on peut éprouver, ou de l'abus des liqueurs ſpiritueuſes, &c. On doit ſavoir auſſi, qu'eû égard aux différens âges, le pouls préſente des variations très-remarquables; puiſqu'on obſerve qu'en général, chez un adulte, il bat 60 à 70 fois par minute, 80 à 95 fois dans le même eſpace de tems chez les enfans, tandis que chez les vieillards on ne compte que 50 à 60 pulſations: qu'eû égard aux différens tempéramens, il préſente auſſi de grandes variétés, & qu'il bat en général plus lentement chez les phlegmatiques, les pituiteux, & les perſonnes graſſes, que chez celles qui ſont d'une conſtitution chaude, bilieuſe & maigres.

Si ces régles, quoique déjà assez vagues, sont nécessairement sujettes à beaucoup de modifications, en raison des complications dont chaque tempérament est susceptible, & eû égard aux différens termes intermédiaires des âges de la vie, dont nous n'avons considéré que les trois principales périodes; on ne pourra se dissimuler qu'il n'est pas aussi facile, qu'on se le figure, de connaître la fiévre par la seule exploration du pouls, & que si les autres phénomenes qui la caractérisent, & dont je ferai mention ci-après, ne sont bien développés, il n'appartient gueres qu'à des personnes bien exercées de prononcer en pareil cas d'une manière bien décisive. C'est ce qui me porte à recommander à ceux pour lesquels j'écris, d'être plus circonspects qu'ils ne le sont ordinairement, pour peu qu'ils aient à douter de l'état des négres qui reclament du secours & demandent à aller à l'hôpital. Le cas sera au contraire moins embarrassant, si au doute qu'on a sur le dérangement du pouls, on observe quelqu'un ou plusieurs des autres symptômes par lesquels la fiévre se manifeste ordinairement; tels qu'une soif extraordinaire, mal de tête, les courbatures ou douleurs dans les membres & le long de la colonne vertébrale, les baillemens répétés, les envies de vomir ou les vomissemens, des sensations de froid dans toute l'habitude du corps, plus sensibles néanmoins à l'extrémité des pieds & des mains; la lividité des ongles, la difficulté de respirer, l'agitation ou la chaleur extraordinaire que les malades éprouvent, &c. &c. Il n'est pas douteux, que la présence de quelqu'un de ses symptômes ou de plusieurs réunis, prouvera comme incontestablement que la fiévre existe, sur-tout si l'on peut apercevoir en même tems ou soupçonner l'action de quelque cause occasionnelle, comme des vives affections de l'ame, la mauvaise qualité des sucs ou des humeurs, quelque vice dans les sécrétions ou excrétions, de fausses digestions; la mauvaise qualité des humeurs contenues dans les premieres voies, la répercussion de quelque humeur ou éruption cutanée, l'interruption de quelque flux périodique ou habituel, la suppression de la transpiration, &c. Toutes ces considérations sont autant de moyens propres à faire connaître la fiévre, & d'après lesquels on ne peut douter de la validité de la demande des négres qui reclament des secours, lorsqu'ils se présentent avec de telles preuves.

Il n'est point de notre objet de faire mention des différentes espéces de fiévre, ni des divisions qui en ont été établies eû égard à la nature variée des causes matérielles qui peuvent y donner lieu & décident leur régularité ou irrégularité; ainsi que la durée de leurs paroxismes ou de leurs périodes. Nous nous contenterons d'observer, que quoique quelques Médecins aient regardé la fiévre comme l'ennemi toujours dangereux & que l'art doit combattre par-tout, il n'est pas moins vrai, qu'elle est souvent le grand moyen dont la nature se sert pour dompter la cause morbifique, & que l'expérience confirme qu'il est très-avantageux dans bien des cas : d'où l'on verra combien cet effort de la nature mérite considération, & qu'on doit être très-circonspect dans tout ce qui peut la troubler. Ce n'est pas cependant que nous pensions que l'abstinence & le régime de vivre doivent toujours avoir la préférence, comme l'ont pensé bien de grands Medecins de l'antiquité, puisqu'on ne peut douter que les maladies fébriles ne fussent souvent funestes, si l'on se bornait à ces moyens ; & que si la fiévre est pour l'ordinaire un instrument salutaire entre les mains de la nature, elle peut souvent devenir un instrument dangereux, sur-tout dans la Colonie pour laquelle j'écris : mais je crois pouvoir en conclure, puisque les succès que les anciens obtenaient de leur méthode, prouvent bien évidemment qu'on peut guérir, du moins dans certains cas, sans employer ni purgations, ni saignées, ni autres remédes qu'on regarde ordinairement comme indispensables; qu'elle peut être utile à quelqu'égard, & qu'une semblable considération doit ſuffire pour détourner ceux qui ne ſont pas dans le cas de diſtinguer les circonſtances où il convient d'agir, de ſe le permettre auſſi inconſidérément qu'ils le font. Dumoins verront-ils par-là le peu de cas qu'ils doivent faire de cette légende de formules ou prétendus ſecrets admirables contre la fiévre, & dont on n'abuſe que trop, à moins que quelques perſonnes de l'art n'aient indiqué quelles ſont les circonſtances dans leſquelles on peut les employer.

Quelque multipliées que ſoient les cauſes qui peuvent occaſionner les fiévres de différente eſpéce, nous n'aurons pas grand-choſe à dire à ce ſujet, puiſqu'elles proviennent, du moins la plûpart, des erreurs dans l'uſage des ſix choſes non naturelles dont il a déjà été queſtion : l'on n'a qu'à ſe rapeller ce que nous avons dit à cet égard, tant ſur l'influence du mauvais air que ſur l'efficacité des préſervatifs que nous avons conſeillé, alors on pourra ſe flatter que les fiévres intermittentes qui ſont très-fréquentes & quelquefois ſi dangereuſes dans certains quartiers, le ſeront infiniment moins.

Nous devons néanmoins obſerver qu'indépendamment des cauſes générales que nous venons de déſigner, il en eſt une infinité d'autres qui déterminent les fiévres d'une manière plus particulière ou en occaſionnent de différente eſpéce,

C'eſt ainſi que l'abus des liqueurs ſpiritueuſes, l'exercice à l'ardeur du ſoleil, les veilles immodérées &c., donnent lieu aux fiévres inflammatoires; que les lieux où l'on reſpire un air humide & chaud, comme dans nos Colonies, offrent ſouvent des exemples de fiévres bilieuſes, auxquelles la putridité ne manque pas de ſe joindre, ſi ce même air eſt chargé d'émanations putrides des animaux ou des végétaux en putrefaction; ou qu'il ſoit altéré par le ſéjour d'une trop grande quantité de perſonnes raſſemblées dans un même lieu ſans y être ſuffiſamment renouvellé: & qu'enfin les lieux humides & froids, les fréquentes affections de l'ame, le chagrin ſur-tout, les fréquentes maladies en affoibliſſant la conſtitution, & notament les excès avec les femmes, donnent ordinairement lieu aux fiévres malignes. Il ſuffit d'avoir connoiſſance de la plupart de ces cauſes, pour voir qu'il eſt poſſible de les éviter dans bien des cas, & que c'eſt le vrai moyen d'en prévenir les effets.

Si l'on joint à toutes ces conſidérations celle d'éviter les occaſions dans leſquelles le corps peut éprouver des ſenſations vives & révolutions ſubites, comme de s'expoſer à l'impreſſion d'un air trop frais quand on a chaud ou qu'on eſt ſuant, d'être mouillés, de ſe baigner, ou de boire froid dans ces momens, de ſupprimer ou repercuter des écoulemens périodiques ou habituels, comme regles ou hémorrhoïdes, éruptions cutanées &c. on préviendra certainement la majeure partie des causes qui décident les fiévres; alors les exemples en seront infiniment moins fréquens qu'ils ne le sont ordinairement d'après l'indifférence ou la négligence d'une infinité de personnes. & le défaut de connaissances de beaucoup d'autres.

CHAPITRE II.

De la maladie du pays.

LA premiere maladie un peu conséquente que font les Européens nouvellement arrivés dans nos Colonies y est ordinairement désignée sous ce nom. Cette dénomination, qui semble annoncer une maladie toute particulière, convenait peut-être dans les premiers tems où elles furent établies, & où les influences de l'air qu'on y respirait devaient être d'autant plus dangereuses, que la terre était presque par-tout couverte de bois ou offrait des lagons ou marécages. Mais aujourd'hui, que presque toutes les plaines sont entièrement à découvert & anciennement abattues, que la plus grande partie des terreins qui étaient noyés sont égoutés ou comblés & devenus fertiles & habitables ; nous sommes très-persuadés que, du moins dans l'isle de Saint Domingue, ces mêmes influences de l'air qu'on y respire, ne sont plus aussi dangereuses qu'elles l'étaient autrefois, si ce n'est dans un petit nombre de quartiers ; & qu'on aurait conséquemment tord de considérer la première maladie que les Européens doivent y faire, comme devant être aussi dangereuse qu'elle l'a été par le passé. Il n'est cependant pas moins vrai, que tout Européen qui se transporte dans nos Colonies doit y éprouver une révolution particulière des influences du climat, que nous avons déjà considéré comme essentiellement différent de celui qu'ils ont quitté, & auquel ils étaient habitués : mais cette révolution devant être plus ou moins prompte & plus ou moins conséquente, eu égard au tempérament d'un chacun, au genre de vie qu'ils meneront & à la manière de s'y conduire ; il est aisé de voir que la maladie qui doit en résulter présentera de grandes différences dans ces différens cas, & de plus grandes encore dans le traitement qui lui sera le plus approprié. Aussi, voit-on que si elle se manifeste quelquefois sous le caractère de simples fiévres intermittentes, d'autres fois il en résulte des fiévres continues ou rémittentes, tantôt inflammatoires, tantôt bilieuses, putrides ou malignes.

Au reſte quel que ſoit le tempérament ou la conſtitution d'un Européen qui arrive dans les colonies, il doit s'attendre à payer le tribut au nouveau climat qu'il habite, par une maladie quelconque, qui ſera plus ou moins ſérieuſe, en raiſon du régime ou de la conduite qu'il obſervera. Il convient donc qu'il s'abſtienne de toute eſpéce de liqueurs fortes, qu'il n'uſe qu'avec beaucoup de modération des boiſſons ſpiritueuſes ou fermentées & même qu'il s'en prive entièrement, à cette première époque de ſon ſéjour, ſi l'habitude n'en a pas déjà rendu l'uſage abſolument néceſſaire. Il doit vivre ſobrement & donner le plus ſouvent la préférence aux végétaux ; il doit éviter toute eſpéce d'excès, notamment avec les ſemmes, dont les ſuites ſont toujours fâcheuſes en tout tems & funeſtes dans celui-ci. Il doit avoir l'attention de ne point s'expoſer à l'ardeur du ſoleil s'il en a la liberté, ou du moins tâcher de ne pas en augmenter l'effet par des marches ou exercices forcés, lorſqu'il ne peut s'en diſpenſer. On peut en pareil cas en mitiger l'impreſſion à l'aide de vêtemens légers & d'une couleur propre à réfléchir les rayons du ſoleil. On ſçait que ce ſont celles qui approchent le plus du blanc qui ont cette propriété & que les corps blancs ſont ceux à travers leſquels les rayons pénétrent le moins (1). Cette précaution nous paraît d'autant plus essentielle pour les Européens nouvellement arrivés, surtout quant à la couleur de leur chapeau, qu'elle peut contribuer à les garantir de ces violens maux de tête qu'ils éprouvent ordinairement, & qui, trop fréquens ou trop long-tems continués, peuvent affecter cette partie d'une débilité relative qui pourrait augmenter le danger de leur première maladie, si par cas elle était sérieuse. D'ailleurs cette précaution n'est point à négliger, même dans toute autre circonstance, si l'on fait attention que presque tous les anciens au pays

---

(1) L'expérience du docteur Franklin ne laisse aucun doute à cet égard; il profita d'un instant où le ciel pur & serein ne présentait aucun obstacle aux rayons du soleil, pour étendre sur la neige dont la terre était couverte, des morceaux de drap de même grandeur & même force, mais d'une couleur différente; il vit qu'après un laps de tems déterminé, ces morceaux de drap s'étaient enfoncés plus ou moins, que le noir l'était le plus, tandis que le blanc l'était le moins, & ne l'était presque pas du tout, mais que les draps des autres couleurs étaient plus enfoncés à mesure qu'elles se rapprochaient de la première, au lieu que ceux qui s'en éloignaient le plus en se rapprochant du blanc l'étaient beaucoup moins.

en donnent l'exemple. On peut par ce moyen prévenir les fluxions ſur les yeux, les dents ou les oreilles, dont on eſt très-ſouvent incommodé & qui proviennent de la ſuppreſſion de la tranſpiration qui ſe fait par cette partie ſupérieure du corps, que quelques auteurs ont aſſez juſtement conſidéré comme s'il en était la cheminée, eu égard à la grande quantité d'humeur perſpiratoire qui s'échappe par cette partie. On n'aura pas de la peine à concevoir que cette perte ſera plus ou moins copieuſe, ſelon que la tête ſera plus ou moins couverte habituellement ou que les rayons du ſoleil y auront un accès plus ou moins aiſé; & que dans le premier de ces deux cas, on doit être plus expoſé à l'alternative qui peut décider des fluxions.

Si l'on joint à ces attentions celle de modérer l'effervеſcence du ſang & des autres humeurs, par un uſage modéré de quelques boiſſons légèrement acidulées, par les bains froids ou tempérés ſouvent répétés, par l'uſage d'alimens tirés du regne végétal, & ſur-tout en reſpirant l'air frais de la matinée, pourvu qu'on ne ſoit pas aux environs des lieux marécageux; on aura tout lieu d'eſpérer, que la révolution du nouveau climat ne ſera point dangereuſe & qu'elle ſera ſouvent peu conſéquente.

Je n'ignore pas qu'il eſt des perſonnes qui

ont conseillé la saignée à ceux qui se transportent d'Europe en Amérique, proposant d'avoir recours à ce moyen avant le départ, ou durant la traversée, ou lors de l'arrivée dans les colonies. Quoiqu'il soit probable que quelques personnes pourraient se bien trouver de cette précaution, comme il en est beaucoup d'autres, auxquelles elle serait certainement inutile ou préjudiciable, je ne suis nullement de cet avis ; persuadé qu'en prenant les autres précautions dont j'ai fait mention, la maladie du pays sera rarement fâcheuse, sur-tout si l'on y remédie d'une manière convenable, & que les malades ne soient point effrayés d'avance du danger qu'ils croyent courrir & dont il est bien important de les dissuader.

Il ne faudrait pas cependant se figurer qu'il suffit d'avoir fait une maladie quelconque en arrivant dans les pays chauds pour pouvoir se flatter d'y être aclimatés ; car on ne l'est réellement, comme je l'ai assez observé, que quand les humeurs ont été amenées à un certain dégré d'apauvrissement que je juge nécessaire & qui ne peut être que lo produit d'une maladie un peu conséquente ou d'un régime approprié longtems continué ; ou enfin du laps de tems pendant lequel les influences du climat agissant modérément, tendent à la longue à produire le même effet.

Cette dernière réflexion touchant les influences du climat ne pourraient que paraître bien allarmantes, si je n'ajoutais que dans les premiers tems où les Européens habitent ces nouveaux climats, les pertes qu'ils éprouvent sont alors beaucoup plus considérables qu'elles ne le sont ensuite & lorsqu'ils sont acclimatés ; de manière que ces mêmes pertes sont pour ainsi dire proportionnées & relatives à la qualité des humeurs & au besoin qu'on a qu'elles soient appauvries pour être en équilibre avec la température & les qualités de l'atmosphère dans laquelle l'on est plongé. Nous ne pouvons cependant dissimuler que les mêmes causes qui altérent de la sorte la constitution des nouveaux venus, n'influent aussi, quoique moins sensiblement, sur celle de ceux qui sont déjà anciens au pays, du moins quant à la majeure partie des sujets, puisque nous voyons qu'après un long séjour dans les Colonies, la constitution de ceux-ci est ordinairement très-différente de celle des premiers, & que leurs solides & leurs fluides sont trop relâchés & trop appauvris. Cette triste vérité ne prouve que trop que le long séjour dans les pays chauds, ne sçaurait convenir qu'à un très-petit nombre d'Européens, & d'où vient que le régime le plus approprié aux anciens est si différent de celui que nous avons

avons indiqué comme le plus convenable à ceux qui ſont nouvellement arrivés.

Quelque bornés que ſoient les avis que je viens d'indiquer comme propres à prévenir ou modérer les influences du climat de l'île de Saint Domingue, je ne doute point qu'ils ne puiſſent être de quelque utilité aux Européens qui s'y tranſportent. Le ſilence que j'obſerve ſur le diagnoſtic & le traitement de la maladie qu'ils doivent y éprouver, doit faire ſentir qu'ils ne peuvent ſe diſpenſer d'appeller des perſonnes en état d'y ſatisfaire lorſqu'ils en ſeront atteints. Je me contenterai d'ajouter que les rechûtes, dans la convaleſcence des maladies qu'on y fait, ſurtout de celle ci, ſont ſi fréquentes & quelquefois ſi dangereuſes, que ce moment eſt ordinairement le plus conſéquent & le plus périlleux pour les malades, eû égard à l'état de foibleſſe & d'atonie dans lequel ſe trouve alors l'eſtomac ainſi que les autres organes qui concourrent à la digeſtion. On ne ſçaurait donc être trop circonſpect ſur la quantité & la qualité des alimens dont on uſe à cette époque. J'ai au contraire aſſez conſtamment obſervé, que les convaleſcens étaient bien rarement raiſonnables ſur ce point, & qu'il s'en falait de beaucoup que le précepte de l'école de Salerne, *de ſortir de table avec appétit*, puiſſe ſuffire alors pour toute régle de tempérance : car, ſoit que cela provienne de ce que les pertes qu'on fait dans les maladies ſont plus conſidérables qu'ailleurs, ou de toute autre cauſe; nous voyons que tous ceux qui relevent de maladie ſont comme affamés, & prendraient certainement toujours trop d'alimens, s'ils ne ſuivaient d'autre régle que celle de leur appétit. C'eſt ce qu'on voit communément; auſſi, en réſulte-t-il ordinairement des rechûtes ou du moins un état de faibleſſe qui prouve ſuffiſamment, que les digeſtions ſont imparfaites par la ttop grande quantité d'alimens dont on uſe. Le dévoiement qui ſurvient le plus ſouvent indique d'une manière aſſez évidente, que les organes digeſtifs ſont alors dans un état d'atonie & de faibleſſe qui ne permet pas de les ſurcharger d'une trop grande quantité d'alimens. Cette faibleſſe eſt en effet quelquefois telle qu'ils ne pourraient exercer leurs fonctions, quelque petite que ſoit la quantité d'alimens qu'on permet aux convaleſcens, ſi l'on n'avait l'attention de leur conſeiller d'uſer, pendant ou après le repas, de quelque cordial propre à fortifier ces organes. C'eſt pourquoi l'uſage modéré du bon vin, que nous avons comme prohibé dans les premiers tems qu'on arrive dans les Colonies, eſt toujours utile & même indiſpenſable dans la circonſtance dont nous parlons.

S'il eſt eſſentiel de bien régler la quantité d'alimens qu'on accorde à ceux qui relèvent de maladie, ſur-tout dans les premiers jours de convaleſcence ; il ne l'eſt pas moins, je crois, de bien faire attention à leur qualité : car, s'il eſt probable que, dans le tems même où nous jouiſſons d'une parfaite ſanté, la nature de nos humeurs participe de celle des alimens dont nous nous nourriſſons, il l'eſt encore plus, qu'elles doivent y participer davantage dans le moment de la convaleſcence, puiſqu'elles ſont alors comme régénérées par les alimens que nous prenons, ce qui mérite ſans doute la plus grande attention. Ce n'eſt pas que je penſe qu'on puiſſe eſpérer de changer entièrement la conſtitution des ſujets par les ſucs alimentaires, de même qu'on avait oſé l'eſpérer de l'infuſion & transfuſion du ſang; mais n'eſt-il pas vraiſemblable, puiſque ces mêmes ſucs peuvent occaſionner ou fournir le levain de quelque nouvelle maladie s'ils ne ſont pas de nature convenable, qu'on pourrait également les rendre propres à prévenir celles auxquelles on eſt le plus expoſé à Saint Domingue, ſi l'on choiſiſſait parmi les alimens ceux qui ſont les plus propres à cet effet? Je pourrais rapporter quelques faits à l'appui de cette ſuppoſition, mais j'en ai aſſez dit pour qu'on puiſſe juger combien il eſt eſſentiel de ne nourrir les convaleſcens qu'avec beaucoup de précaution, & en choiſiſſant les alimens de la meilleure qualité poſſible.

Quoiqu'il ſoit aſſez ordinaire que les Européens nouvellement arrivés jouiſſent pendant quelque tems d'une aſſez bonne ſanté dans le nouveau climat qu'ils habitent, lorſqu'ils ont fait leur première maladie, & qu'ils ont paſſé le tems où l'on doit toujours craindre les rechûtes; ils ne doivent pas cependant ſe figurer qu'ils ſont à l'abri d'en éprouver de nouvelles, parce qu'ils auront déjà payé le tribut. Ce n'eſt qu'autant qu'ils auront l'attention d'éviter toute eſpèce d'excès & qu'ils ſeront aſſez heureuſement conſtitués pour ſatisfaire ſans peine & gaiement aux différentes occupations auxquelles ils ſe livreront, qu'ils pourront y jouir d'une bonne ſanté. Tout ce que nous avons dit juſqu'ici prouve, quoiqu'il ſoit vrai que les eſpéces de maladie qu'on éprouve à Saint Domingue ne ſont pas auſſi multipliées qu'ailleurs, que les cauſes qui peuvent occaſionner celles qu'on y obſerve, le ſont aſſez pour expliquer d'où vient qu'on y eſt plus ſouvent malade qu'ailleurs; & qu'il y ait ſi peu de perſonnes qui y jouiſſent de ces brillantes ſantés qu'on voit en France bien plus communément. Nous ajouterons cependant, puiſque cela confirme que dans le nombre de ceux qui périſſent à Saint Domingue, il en eſt beaucoup qui ſuccombent par leur faute, que ce climat peut être préférable & plus convenable que tout autre à quelques personnes, & surtout à celles d'un certain âge, de même qu'à celles qui ont la poitrine délicate; du moins voit-on, qu'eû égard aux moindres révolutions qu'on est dans le cas d'y éprouver dans les différentes saisons de l'année, l'on y est moins souvent malade qu'ailleurs, une fois qu'on a passé l'âge des passions vives & qu'on sçait éviter toute espéce d'excès.

CHAPITRE III.

Des maladies de poitrine, connues généralement sous le nom de fluxions.

D'APRÈS le plan que nous nous sommes proposés, de ne parler que des maladies *qu'on observe le plus communément*, & ce que nous avons dit en terminant le chapitre précédent; on ne manquerait pas de croire que nous sommes en contradiction avec nous mêmes, si nous n'avions l'attention d'ajouter que nous n'entendons parler ici, que des affections de poitrine, qui peuvent être occasionnées par des causes violentes ou accidentelles, auxquelles les négres sont ordinairement bien plus exposés que les blancs.

Quoiqu'on emploie généralement le nom de fluxion de poitrine, pour désigner une maladie prompte ou aigüe, qui affecte les organes de la respiration, il ne faudrait pas se figurer, comme on le pense communément, qu'une telle dénomination indique quelque chose de fort clair & de bien positif; attendu que les parties ou organes, qui opérent, ou coopérent à cette importante fonction, sont très-multipliés, & que les poumons, qui en sont les organes les plus essentiels, peuvent être affectés ainsi que les autres de différente manière & par des causes matérielles totalement différentes.

Il suffit d'observer que quoiqu'on aperçoive dans toute espéce de fluxion de poitrine la fiévre, l'oppression & la douleur, ces signes n'indiquent rien de positif quant à la nature de la maladie qui y donne lieu, ni quant au traitement qu'il convient d'employer; pour voir que des notions aussi vagues ne peuvent être d'aucune utilité, & combien peut être préjudiciable la conduite de ceux qui s'imaginent que toute espéce de fluxion de poitrine qui se manifeste par de tels signes, est une maladie de même nature & qui doit être traitée de la même manière. Cette erreur, assez généralement admise par ceux pour lesquels j'écris, m'a paru d'autant plus conséquente, que les cas où les saignées doivent convenir & où elles doivent être multipliées, sont infiniment plus rares dans les pays chauds, que ceux où l'on ne doit employer cette espéce de moyen, qu'avec beaucoup de circonspection.

Comme je sçais que la saignée n'est pas le seul moyen dont on abuse ordinairement dans le traitement des fluxions de poitrine, & qu'il n'en est que très-peu, de ceux qui peuvent convenir à une espéce particulière de fluxions, qui puissent être appropriés ou indiqués à telle autre; il est encore plus important de prouver que le traitement de maladies aussi graves que celle dont il s'agit ici, ne doit être confié qu'à des personnes éclairées, que de relever toutes les erreurs que peuvent commettre ceux qui ne le sont pas & qui osent s'en mêler. Je ne crains pas d'affirmer que ces derniers feraient encore mieux de livrer ces sortes de maladies aux seuls soins de la nature, s'ils ne peuvent avoir ceux d'un homme de l'art, plutôt que de risquer d'employer quelques moyens, peu ou point convenables, & qui font toujours beaucoup de mal s'ils ne font pas de bien.

Le simple exposé que je vais faire de quelques espéces de fluxions de poitrine, afin de pouvoir rapporter à chacune d'elles, quelques-unes des causes qui peuvent les occasionner, ſuffira je crois pour déſabuſer ceux qui s'imaginent que rien n'eſt plus ſimple que le traitement des fluxions de poitrine, & que ceux auxquels je deſtine cet eſſai, ne peuvent mieux faire que de ſe borner à prévenir les cauſes qui peuvent y donner lieu.

On doit diſtinguer les fluxions de poitrine, eu égard au ſiége réel qu'occupe la cauſe ou matière morbifique, en vraies ou eſſentielles, fauſſes ou ſymptômatiques; & quant à la nature de cette même cauſe, en inflammatoires, bilieuſes & pituiteuſes ou catarrhales. La vraie ou eſſentielle eſt celle où les principaux organes de la reſpiration, tels que les poumons ou la membrane qui les enveloppe & qui tapiſſe l'intérieur de la poitrine, ſont primitivement & immédiatement affectés; tandis que dans la fauſſe ou ſymptômatique, ils ne le ſont que ſecondairement ou ſympatiquement, & la cauſe morbifique ne porte que ſur des parties moins eſſentielles à cette fonction, ou qui ſympatiſent avec celles qui le ſont le plus.

Il eſt aiſé de voir que, dans l'un & l'autre de ces cas, quoique la fiévre, l'oppreſſion & la douleur, ſemblent préſenter des indications analogues, le traitement doit en être différent, attendu qu'eû égard au plus ou moins d'importance des organes affectés, les ſecours ſont plus ou moins urgents & doivent être de différente nature, ou employés de différente manière. Si l'on ne peût douter de l'utilité de cette première distinction, relative au siége qu'occupe la cause morbifique, celle qui doit être déduite de la considération de la nature de cette même cause, est bien plus importante encore, lorsqu'il s'agit de statuer quel est le traitement qu'il convient d'employer dans chaque fluxion de poitrine; puisqu'en raison de la différente nature de cette même cause, les remèdes doivent être totalement différens. Si nous ajoutons maintenant, qu'il n'est pas rare de voir que les différentes espéces de fluxions soient compliquées entr'elles, de manière à présenter quelquefois des indications opposées; on verra que ce ne peut être qu'avec la plus exacte connaissance de tous les symptômes particuliers à chacune d'elles, qu'on peut déterminer quels sont les remèdes les plus appropriés, & conséquemment comme je l'ai déjà dit, que les maladies dont il s'agit ne sont pas aussi simples qu'on le croit trop généralement & qu'il était bien important de détruire cette erreur.

Nous observerons quant aux causes qui peuvent y donner lieu, que tout ce qui peut gêner la circulation à travers les poumons ou les parties qui coopérent à la respiration, ralentir ou interrompre la transpiration pulmonaire, déterminer ou fixer vers ces organes des humeurs qui leur sont étrangères, en sont les principales. On voit déjà que ces causes doivent être très-multipliées, & que leurs effets doivent être plus ou moins sensibles ou dangereux, selon qu'elles seront plus ou moins actives, ou que les organes seront plus ou moins en état d'y résister. Nous avons assez souvent parlé de l'utilité des efforts que fait la nature pour combattre & chasser au-dehors du corps les différentes matières morbifiques dont elle est incommodée, pour qu'on puisse appercevoir combien il importe dans ces cas ci, que les organes sur lesquels elles portent leur action, soient en bon état; & que s'il convient, eu égard à leur grande importance, de les garantir de tout ce qui peut les incommoder, il est encore plus important d'être sur ses gardes, si l'on a la poitrine naturellement délicate & si les poumons sont affectés d'une débilité relative. Cet état ne peut que les rendre plus sensibles à l'impression des moindres causes, qui, sans cela, seraient insuffisantes pour y déterminer quelque lésion ou dérangement notable.

Parmi les causes qui peuvent gêner la circulation à travers les poumons ou interrompre la perspiration pulmonaire, on doit compter les exercices ou travaux forcés pris à l'ardeur du soleil, les excès de boissons spiritueuses, le passage subit d'un lieu chaud dans un autre qui l'est beaucoup moins, sur-tout, si les poumons ont été immédiatement fatigués, comme par le chant, le parler à haute voix, ou qu'on ait respiré devant un grand feu, &c.

Quant à celles qui peuvent occasionner le transport de différentes humeurs vers la poitrine elles sont très-nombreuses ; on doit remarquer la suppression de la transpiration ou des sueurs, comme la plus importante & celle qui décide le plus fréquemment la maladie dont nous parlons, surtout chez les négres; soit qu'on s'expose subitement & sans se mouvoir à l'impression d'un air froid ou d'un courant d'air, pendant que le corps est chaud ou suant ; soit qu'on s'avise de boire froid, sur-tout de l'eau pure, avant de s'être reposé, & que le corps soit un peu tempéré ; soit enfin qu'on vienne à être mouillé par quelque grain de pluye pendant qu'on est dans ce même état. On n'a qu'à savoir, que toutes les parties du corps communiquent entre elles & qu'eu égard à cette communication, il peut se faire des transports d'humeur de toutes les parties sur les poumons, pour voir que l'humeur de la transpiration n'est pas la seule qui puisse être répercutée ou puisse occasionner des fluxions de poitrine; que la ſuppreſſion des écoulemens naturels ou de toute eſpéce d'humeur morbifique, par quelque voie que ce ſoit que la nature cherche à s'en débaraſſer, peut également y donner lieu.

D'après l'expoſé que nous venons de faire des cauſes de fluxions de poitrine, il eſt clair que les principaux moyens, propres à prévenir ces maladies, conſiſtent à éviter ces mêmes cauſes avec le plus grand ſoin; alors on verra combien les différens avis dont il a été queſtion en parlant des conſidérations générales peuvent être utiles, tant ſur le peu d'attention qu'on a de ne point proportionner ſon vêtement aux fraicheurs de la matinée & du ſoir, que de ne pas mettre les négres à l'abri des grains de pluye qu'ils ſont ſouvent dans le cas d'eſſuyer, pendant qu'ils ſont échauffés par la fatigue des travaux auxquels on les occupe. On verra auſſi, qu'il ſerait bien important de prendre quelques précautions pour les chauffeurs des fourneaux de ſucrerie, ainſi que pour ceux qui travaillent pendant la nuit dans l'intérieur de ce bâtiment & reſtent pendant pluſieurs heures de ſuite devant les chaudières, reſpirant & enveloppés pendant tout ce tems de la vapeur qui s'en élève: qu'il ne peut qu'être très-dangereux d'expoſer les négres aux ſuppreſſions de tranſpiration qu'ils doivent éprouver, lorſqu'on les fait travailler de grand matin dans des lieux où ils ſont continuellement couverts d'une froide humidité : tel eſt l'intérieur des piéces de canes déjà avancées, ou toute autre poſition analogue, lorſque les plantes, à travers leſquelles ils ſont obligés de paſſer, ſont encore chargées de l'humidité que les pluyes, la roſée, ou les brouillards de la nuit & du matin ont depoſée ſur leurs feuilles ; & qu'on devrait attendre que le ſoleil l'eût abſorbée entièrement ou en grande partie, ou du moins qu'il fût aſſez chaud, pour que le corps pût par le moindre exercice s'oppoſer à la répercuſſion de la tranſpiration que le contact de cette humidité doit occaſionner ou la prévenir. On verra combien il importe auſſi d'être plus circonſpect dans le traitement de la plûpart de ces maladies qui ſe manifeſtent à l'extérieur, telles qu'éréſypeles, dartres, gales, pian, goutte, rhumatiſmes &c., de même que dans le cas d'éruptions critiques que la nature provoque, ou lorſqu'elle détermine quelque égoût ou quelque écoulement néceſſaire, ou s'il en eſt que la longue habitude a rendu naturels, tels ſont les hémorrhoïdes, les fleurs blanches, les vieux ulcères, &c. &c.

Tous les cas que je viens de déſigner pouvant donner lieu à des fluxions de poitrine, ſi l'on ſe permet l'emploi des moyens qui peuvent interrompre ou intervertir l'ordre & les mouvemens de la nature, ſans uſer des plus grandes précautions, avant de remédier aux ſymptômes qui les accompagnent; j'ajouterai qu'on devrait être bien plus réſervé qu'on ne l'eſt ordinairement en pareils cas, & qu'on ferait alors beaucoup mieux de reſter dans la plus grande inaction, ſi l'on n'eſt pas à portée de conſulter & de ſuivre les avis de ceux qui peuvent prévoir & prévenir toutes les conſéquences qui peuvent en réſulter. Combien de fois n'ai-je pas vu, que pour vouloir remédier à des indiſpoſitions de la nature dont je parle, on a couru les plus grands dangers, ou occaſionné des accidens infiniment plus graves que ceux qu'on deſirait ou qu'on tentait de guérir! Qu'on ſe rappelle ce que nous avons dit, en parlant des abondantes excrétions qui ſe font par la peau, on verra que, dans les pays chauds plus qu'en tout autre, les maladies de cet organe doivent y être d'autant plus fréquentes & d'autant plus compliquées, que c'eſt là l'émonctoire par lequel la nature ſe débarraſſe ſans ceſſe de beaucoup d'humeurs morbifiques dont elle peut être incommodée. Il eſt donc de la plus grande importance de n'employer qu'avec beaucoup de ré-réſerve les remèdes ou topiques externes qui peuvent intervertir cet ordre habituel du cours des humeurs du centre à la circonférence; tels ſont les réſolutifs & les répercuſſifs dont on n'abuſe que trop.

CHAPITRE IV.

De la coqueluche.

AYANT eu occaſion de voir, à différentes fois, cette maladie dans le quartier de Saint-Domingue où j'ai reſté, & avec quelle rapidité elle ſe répandait, du moment que quelque ſujet en était atteint ſur une habitation; j'ai cru qu'il était d'autant plus à propos d'en parler, que la plupart des auteurs la conſidèrent comme une maladie épidémique & évidemment contagieuſe; & que j'ai été témoin qu'en raiſon de la grande quantité de malades, du peu de ſoin qu'on en avait en pareil cas, & ſur-tout des mauvais traitemens qu'on y employait, elle avait aſſez ſouvent des ſuites très fâcheuſes.

Quoiqu'il paraiſſe aſſez évident que la conſtitution épidémique de l'air ou de la ſaiſon, doit être conſidérée comme la principale cauſe de cette maladie, ce qui ſemblerait exclure toute eſpéce de moyens pour la prévenir: comme il n'eſt pas moins vrai que les effets de ces influences sont plus ou moins actifs, selon qu'on y est plus ou moins exposé, en raison de l'âge ou constitution des sujets, & suivant la nature du climat qu'on habite; & qu'il paraît qu'on est au moins fondé à soupçonner qu'elle est contagieuse, l'on ne peut douter que ces considérations ne puissent fournir quelques réflexions relatives au but que nous nous sommes proposé.

Si l'on fait attention que la coqueluche est plus fréquente & plus dangereuse dans les pays froids que dans les pays chauds; qu'elle régne plus fréquemment pendant les constitutions froides & humides, où l'on est plus exposé aux suppressions de transpiration; que les enfans y sont plus ordinairement sujets que les adolescens ou les adultes, qu'elle est ordinairement plus sérieuse & plus rébelle lorsqu'elle affecte les enfans de l'âge le plus tendre; on verra qu'on est en quelque sorte fondé à regarder les causes qui tendent à favoriser ou à déterminer l'altération muqueuse des humeurs, comme celles qui sont les plus propres à favoriser la contagion de la coqueluche ou à l'aggraver: conséquemment, que les moyens qui peuvent être propres à prévenir cette espéce de dégénération, peuvent être des préservatifs contre la maladie dont il est question. C'est pourquoi nous indiquerons comme très-essentiels, 1°. l'attention d'éviter d'exposer les

les enfans aux impréſſions d'un air froid & humide; 2°. de les garantir par des vêtemens un peu plus chauds que de coutume, des ſuppreſſions ou de la diminution de la tranſpiration, qu'il importe d'entretenir, en leur faiſant prendre un peu d'exercice; 3°. de préférer alors un régime inciſif, fondant & un peu tonique, à toute eſpéce d'alimens capable de diſpoſer les humeurs à la dégénération muqueuſe ou de relâcher le ton des ſolides & de l'eſtomac. Il n'eſt pas douteux qu'en pareil cas l'uſage du bain froid, d'une bonne nourriture priſe ſobrement, au lieu de donner des alimens viſqueux & indigeſtes en grande quantité, ſur-tout ſi l'on ajoute à ces précautions celle d'uſer, comme préſervatif, de quelques-unes de ces boiſſons qu'on ſçait être très-éfficaces, même quand le mal eſt déjà déclaré, telles que l'infuſion de feuilles d'oranger, de romarin, de pouillot, légèrement éguiſée par quelque ſel neutre ou même ſeulement par le ſucre; il n'eſt pas douteux, dis-je, que par ces différens moyens on ne mitigeât & on ne prévînt ſouvent la contagion de la coqueluche. La ſeule conſidération de la nature des différens moyens qu'on employe avec ſuccès dans le traitement de cette maladie, lorſqu'on ſuit les indications qu'elle préſente, confirmerait ce que j'avance, ſi les ſuccès que j'ai pluſieurs fois obtenus des différens moyens que je conſeille, en me preſſant de les employer dès la première invaſion de cette maladie, ne m'aſſuraient de leur plus grande efficacité en les appliquant comme préſervatifs.

Je dois ajouter que, puiſqu'il eſt probable que cette maladie eſt ſuſceptible de contagion, on doit empêcher la libre communication entre les enfans qui n'en ſont pas atteints & ceux qui l'ont; ne ferait-ce que pour éviter en partie le grand embarras qu'il y a lorſqu'il faut ſoigner à la fois un nombre conſidérable de malades de cet âge; ce qui ne manque pas d'ajouter aux riſques qu'ils peuvent courir, par l'impoſſibilité où l'on eſt d'y veiller de près, & de prévenir les inconſéquences que les mères peuvent commettre lorſqu'elles ſont eſclaves. On connaît juſqu'à quel point celles-ci ſont crédules & négligentes, combien il importe que les enfans ſoient à l'abri de l'impreſſion des courans d'air dans ces momens où des quintes de toux violentes & fréquentes les tiennent preſque continuellement dans un état de moiteur; combien il importe de leur épargner ou leur éviter les occaſions qui peuvent les émouvoir ou les inquiéter, puiſque les accès de toux n'en ſont que plus fréquens & plus violens; & qu'enfin il n'eſt pas moins à propos d'obvier à la trop grande facilité des mères à gorger leurs enfans d'une infinité de remèdes qu'elles imaginent ou que chacun ne manque pas de conſeiller. J'ai ſouvent vu les mauvais effets de quelques-uns de ces remèdes, notamment des bains qu'on employe aſſez librement, quoique j'aie reconnu que ce moyen eſt toujours ſuſpect & dangereux, ſur-tout quand la maladie eſt bien déclarée & que les criſes de ſueur ſont déjà fréquentes & conſidérables. J'ai quelquefois obſervé de véritables fluxions de poitrine par cette inconſéquence & plus ſouvent encore des effets très fâcheux, ou au moins beaucoup d'opiniâtreté dans la cure de cette maladie, par l'abus des purgatifs trop irritans qu'on employait mal à propos. C'eſt pourquoi j'ajouterai en finiſſant, que quoique le traitement de cette maladie ſoit ordinairement aſſez ſimple, on ne doit point négliger de conſulter les perſonnes de l'art dont on peut être à portée, puiſqu'il eſt de la plus grande importance de bien diſtinguer les deux indications que cette maladie préſente dans ſes périodes remarquables; & de ſavoir que les remèdes qu'on employe dans l'une & dans l'autre, doivent avoir des effets diamétralement oppoſés.

Quoique cet objet ne me concerne point, comme il eſt poſſible qu'on ne ſoit pas toujours à portée des perſonnes de l'art, & qu'il importe de diſſuader ceux qui s'imaginent que le traitement de la coqueluche conſiſte ſeulement dans l'uſage des loochs & boiſſons adouciſſantes, même quand elle eſt grave; je dirai en paſſant que dans la première période de cette maladie les remèdes les mieux indiqués ſont les inciſifs, les digeſtifs, les vomitifs & les abſorbans, auxquels il importe quelquefois de joindre les calmans: tandis que dans la ſeconde période tous ceux dont nous venons de parler, excepté les derniers, ſont abſolument contraires, & que les calmans & les toniques ſont les ſeuls qu'il convient d'employer. Je dois cependant ajouter que lorſque la coqueluche eſt benigne, c'eſt-à-dire, que les accès ne ſont ni fréquens ni violens, que l'expectoration eſt modérée, que les malades n'éprouvent point de malaiſe dans l'intervale des quintes, conſervent leur appetit, dorment & n'ont ni fiévre ni de la peine à reſpirer : ou bien que ces ſymptômes exiſtans d'abord, on les verrait diminuer journellement d'intenſité, l'on peut eſpérer alors que la maladie ſe terminera aſſez promptement par le ſeul ſecours de la nature, conſéquemment qu'on n'a pour ainſi-dire rien à faire.

CHAPITRE V.

De la petite vérole.

LA contagion étant généralement considérée comme la seule cause qui peut occasionner cette maladie, les meilleurs moyens de la prévenir doivent consister principalement à garantir de cette même contagion tous ceux qui n'ont pas encore été atteints de la petite vérole, soit en interceptant toute espèce de communication avec ceux qui en sont affectés, soit par l'usage des différens moyens qui peuvent être utiles, si non pour garantir des effets du contact immédiat, comme quelques Auteurs le pensent, du moins comme pouvant garantir des influences des miasmes varioliques répandus dans l'air; en supposant qu'il soit possible que la petite vérole se communique ainsi, même à une certaine distance.

Il est sans doute assez facile d'intercepter toute communication sur les habitations, en faisant transporter tous les vérétés dans un logement particulier, éloigné des autres établissemens; mais si l'on fait attention que ceux qui habitent les villes ou les bourgs, n'ont pas la même facilité; que les propriétaires des habitations ne ſauraient s'y réſoudre volontiers pour eux ou quelqu'un de leur famille, & ſur-tout combien le préjugé qui régne parmi les négres les invite à ſe viſiter mutuellement, on verra que le meilleur & peut-être l'unique moyen de prévenir les dangereux effets de la petite vérole, conſiſte dans l'inoculation. On ſçait qu'elle a eu les plus grands ſuccès dans nos Colonies lorſqu'elle a été pratiquée par des gens inſtruits, & qu'il n'eſt plus permis de douter de l'utilité & de l'importance de cette découverte. C'eſt, je crois, ce dont on pourra ſe convaincre en liſant notre diſſertation ſur ce ſujet.

Certain néanmoins que, ſi mes réflexions peuvent perſuader quelques-uns des habitans qui prendront la peine de les lire avec un peu d'attention, beaucoup d'autres continueront à s'expoſer aux ravages de la petite vérole naturelle, dont la fortune la mieux établie peut être ébranlée en très-peu de tems, ſe flattant ou qu'ils réuſſiront à prévenir la communication & à empêcher qu'elle ne ſe répande, ou que la maladie ſera benigne, il m'a paru néceſſaire d'indiquer quels peuvent être les moyens & les précautions qu'il eſt à propos d'employer pour y réuſſir.

Perſonne ne doutera, je crois, qu'il ne ſoit eſſentiel que tous ceux qui ſont atteints de la petite vérole, ſoient ſéparés ſoigneuſement & contenus dans leur maiſon pendant tout le tems qu'ils peuvent la communiquer à d'autres. Cependant, combien de fois n'a-t-on pas vu les enfans libres d'aller dans les rues, avant que les croûtes des boutons varioliques fuſſent entièrement tombées, même pendant qu'ils étaient en ſuppuration, lorſque la petite vérole était aſſez benigne pour que leurs parens n'euſſent rien à craindre ſur leur état: doit-on être étonné, d'après une telle liberté, que la petite vérole ſe perpétue dans les villes des Colonies pendant des années entières? Comme il n'appartient qu'aux magiſtrats & aux gens de l'art qui ſe trouvent ſur les lieux de prévenir cet abus, il ne nous concerne point ; mais ſi nous conſidérons avec quelle rapidité la contagion de cette maladie fait ſes progrès lorſqu'elle paraît ſur les habitations, nous verrons que la précaution que la plûpart & preſque tous les habitans prennent de faire tranſporter les malades dans des caſes iſolées & placées à une grande diſtance des autres, n'eſt pas ce qu'il importe le plus d'obſerver. Si l'on ne joint en effet à cette première attention, celle de donner des ordres très-rigoureux pour empêcher les négres de communiquer entr'eux, & ſi l'on ne ſevit contre tous ceux qui braveront ces défenſes, on doit ſ'attendre que l'établiſſement d'une caſe à verrette ſera non-ſeulement inſuffiſant, mais même qu'il deviendra préjudiciable. On ne peut douter que l'éloignement dans lequel les malades ſe trouvent alors, ainſi que la néceſſité de les entaſſer pour ainſi dire ſous des caſes ordinairement trop peu ſpatieuſes & peu commodes, n'ajoutent réellement au danger de leur maladie, tant par la plus grande difficulté de les y ſoigner, que par l'inſalubrité de l'air qu'ils y reſpirent. Il ſerait cependant facile d'obvier à l'un & à l'autre de ces inconvéniens, en plaçant ces caſes en bon air & à deux ou trois cents pas de diſtance tout au plus, en y renouvellant l'air de tems en tems, en les parfumant à différentes fois dans la journée, & en les faiſant un peu plus ſpatieuſes qu'elles ne ſont, au cas que le nombre des malades ſoit trop multiplié; mais il ne le ſera jamais, ſi, comme je l'ai déjà dit, après avoir pris la précaution de les ſéparer, on promet des châtimens aux négres qui ſont prépoſés pour les garder ou les ſoigner, ainſi qu'à ceux qui ſeront dans le cas de participer à la contagion. Si je n'avais été ſouvent témoin de l'efficacité de cette précaution, ainſi que des triſtes conſéquences qui s'enſuivaient lorſqu'on la négligeait, d'après la ſingulière idée que les négres ont que s'ils craignent de viſiter leurs parens ou leurs amis malades, la maladie viendra les viſiter, j'euſſe moins inſiſté ſur un moyen qui ne me concerne guères. J'ajouterai néanmoins qu'il convient d'être fort réservé avant d'en venir au fait, quoiqu'il faille toujours menacer, puisqu'il serait de la plus grande inhumanité d'agir rigoureusement avant de s'être bien assuré que l'erreur des malades a été volontaire. La considération touchant la parenté, ou les liaisons particulières entre les négres de la même habitation ou ceux du voisinage, si la maladie y régne, fournira des moyens propres à résoudre ce problême d'administration, si l'on a eu le soin d'empêcher que le négre qui soigne spécialement les malades, n'ait eu aucun prétexte ou aucune raison de s'éloigner un instant, & que les négres malades ne soient retournés chez eux, après leur guérison, qu'après que toutes les croûtes sont entièrement tombées, qu'on les aura bien fait baigner, & sur-tout que tout le linge qu'ils auront porté pendant leur maladie aura été bien lessivé. On ne ferait que mieux de le brûler lorsqu'il ne sera pas de grande conséquence.

Quant à ce qui concerne les préservatifs par lesquels on peut s'y garantir des effets de la contagion de la petite vérole ; quoiqu'il ne paraisse pas prudent de compter assez sur leur efficacité pour pouvoir s'exposer impunément au contact immédiat, malgré que quelques Auteurs l'aient prétendu ; je pense qu'il est à propos de ne pas négliger, d'en faire usage principalement dans les villes, ſur-tout ſi la petite vérole eſt de mauvaiſe qualité, ou, ce qui revient au même, ſi elle régne dans une ſaiſon qui peut la rendre telle.

Parmi les différens préſervatifs qu'on a conſeillé contre la contagion variolique, les principaux ſont l'uſage du *camphre*, du *mercure*, de *l'eau de goudron* & *le quina*. Rhoſen rapporte que dans une épidémie varioleuſe qui regna à Upſal en 1744, & qui était très mauvaiſe, il eut la conſolation de voir que ceux qui usèrent des pilules ci-après, échappèrent à la contagion de la maladie, ou ne l'eurent que très-benigne, & qu'on s'en ſervit enſuite par-tout le Royaume avec le même ſuccès. Il s'agit de prendre :

D'Aquila Alba . .	douze grains.
De Camphre . . .	huit grains
D'Extrait d'Aloës .	douze grains.
De Gomme Gayac .	ſeize grains.

Et de mêler le tout, pour en former des pilules de deux grains, dont la véritable doſe ſera celle qui procurera trois ou quatre ſelles. Rhoſen ajoute qu'un enfant de deux ans prendra trois de ces pilules ; celui de quatre, cinq, celui de cinq, ſix, & qu'il faut s'en tenir à ſept pilules quoique l'enfant ait plus de ſept à huit ans ; que ſi la doſe ne faiſait point aller, on y ajouterait un ou deux grains de racine de jalap bien triturée avec des amandes ; qu'il faut donner de ces pilules deux fois par semaine, le dimanche & le mercredi au soir, & que leur effet se manifeste le lundi & le jeudi matin ; il recommande aussi d'éviter les viandes salées le jour qu'on use de ce remède, & de ne prendre de viande qu'à midi ; il dit enfin qu'on peut prendre l'air à volonté, hors les jours que les pilules opérent. Tel est le moyen conseillé par Rhozen & dont il recommande de continuer l'usage pendant tout le tems que l'épidémie dure, ayant soin de ne pas faire préparer une trop grande quantité de pilules à la fois, parce que le camphre qui en est un des principaux ingrédiens, s'évapore facilement.

Il suffit de connaître les bons effets que d'autres Auteurs ont retiré de l'emploi du camphre & du mercure dans le traitement de la petite vérole naturelle ou inoculée (*vid.* mém. de la Soc. roy. de Méd. 1777 & 1778, pag. 225) pour juger que l'usage des pilules que Rhosen conseille n'est pas à négliger.

Les propriétés de l'eau de goudron, comme préservatif de la contagion variolique ou pour en mitiger les influences, la rendent aussi recommandable. Les succès que Rhosen dit en avoir obtenu dans la paroisse de Langara à trois mille d'Upsal, lors d'une petite vérole si maligne que tous les enfans en mouraient, & qui devînt très-benigne par l'usage de ce remède; joints à l'observation merveilleuse qu'il rapporte d'après le Docteur *Cantwel*, prouvent assez que ce moyen peut être fort utile. (*Vid.* Rhosen Traité des maladies des enfans).

« Pour préparer l'eau de goudron, on met trois » livres de bon goudron dans douze livres d'eau, » on agite le tout pendant deux ou trois minutes » avec une spatule; on laisse ensuite reposer pen- » dant deux jours; on tire ce qui est clair qu'on » met dans des bouteilles pour l'usage. Cette li- » queur a une teinte de vin d'Espagne, une sa- » veur acidule & légèrement résineuse. La dose » est d'un verre matin & soir ».

Nous pourrions rapporter plusieurs autres remèdes qu'on a proposés comme autant de préservatifs de la contagion variolique, mais dont l'efficacité est encore moins prouvée, ou peut être plus douteuse, que celle de ceux que nous avons conseillés; aussi terminerons-nous sur ce point, en répétant que les moyens les plus propres à prévenir les effets dangereux de la petite vérole consistent dans l'inoculation, & à faire observer à ceux qui sont exposés à la contagion, sur-tout dans des momens où la saison sera préjudiciable, un régime convenable & propre à les préparer à la recevoir, ainſi qu'on le pratique ordinairement lorſqu'on veut en venir à l'inoculation.

Maintenant que nous avons ſatisfait au principal but que nous nous ſommes propoſé, c'eſt-à dire, de mitiger ou de prévenir les effets de la contagion variolique ; il convient de dire un mot touchant la nature de cette maladie, afin de pouvoir parler des mauvais procédés que j'ai vu mettre en uſage & qui peuvent & doivent rendre cette maladie encore plus dangereuſe.

L'éruption variolique étant le ſeul ſymptôme évident qui caractériſe la petite vérole & ce qui doit en conſtituer la criſe, elle doit néceſſairement être conſidérée comme une maladie eſſentiellement éruptive par laquelle la nature ſe débaraſſe d'une humeur qui lui eſt étrangère. Comme c'eſt à l'aide de la fiévre qu'elle opére cette dépuration, & que cette même fiévre eſt ordinairement proportionnée & relative à la quantité & à la qualité de l'humeur morbifique, il s'enſuit que quand l'éruption doit être de bonne qualité & en petite quantité, l'effort de la nature ne ſera point conſidérable, ainſi qu'on le voit dans les petites véroles benignes ; que la fiévre ſera conſéquemment peu de choſe ; & qu'alors la maladie n'aura d'autre caractère, que celui d'une éruption ſalutaire qui ne préſentera aucune eſpéce d'indication, ſi aucune cauſe morbifique étrangère ne s'y complique. Aussi, n'a-t-on rien à faire alors qu'à prévenir que les malades ne commettent aucune erreur de régime & de conduite. Si l'éruption doit être au contraire plus considérable, quoique benigne, l'effort de la nature devant toujours être proportionné à l'intensité de la cause morbifique, la fiévre sera nécessairement plus violente, présentera le génie inflammatoire & sera accompagnée de divers symptômes qui précéderont l'éruption; comme douleurs de tête, de reins, la soif, &c. qui, tant qu'ils ne seront point exaltés par quelque circonstance dépendant de la constitution du sujet, ou de tout autre cause que nous avons désignée dans l'essai déjà cité, sous le nom d'*accidentelle* ou *concomittante*; ces symptômes, dis-je, propres à la maladie ne présenteront que le génie inflammatoire, c'est-à-dire, disposition à l'état inflammatoire (1), & nullement une maladie inflammatoire proprement dite. Il est assez évident que les deux cas de petite vérole que nous avons rapporté ci-dessus, quoique des plus simples, présentent deux indications différentes qui prouvent que dans le dernier, le régime

(1) *Vid.* Le mémoire de M. Jaubert; mémoires de la société de médecine 1776, pag. 558, touchant l'utilité de cette distinction en génie inflammatoire & inflammation proprement dite.

échauffant dont on a tant abuſé & dont on abuſe aſſez ſouvent encore à Saint Domingue, doit être alors contre-indiqué ; tandis que dans le premier le régime rafraichiſſant, dont on abuſe peut-être déjà dans bien des cas *aujourd'hui*, peut également devenir dangereux, puiſque la fiévre ne doit être modérée par ce moyen que quand elle eſt exceſſive ; que modérée juſqu'à un certain point elle entretient & favoriſe l'éruption, & qu'il conviendrait de l'exciter ſi elle était inſuffiſante.

Si je parais avoir inſiſté un peu trop ſur cette diſtinction des deux cas d'une petite vérole ſimple, ce n'eſt que parce qu'elle me ſemblait propre à perſuader qu'on devrait être plus réſervé dans le traitement de cette maladie. D'ailleurs on n'en concevra que mieux, que puiſque ce n'eſt qu'en raiſon des différentes complications qu'elle peut éprouver que le traitement doit offrir des indications différentes, combien l'on aurait tort de ſe figurer, que la petite vérole doit toujours être traitée de la même manière, ainſi qu'on le pratique ordinairement ſur les habitations ; ſur-tout ſur celles où les malades étant trop éloignés pour être fréquemment viſités par les perſonnes de l'art ou par les propriétaires ou leurs repréſentans, ſont comme à la diſcrétion des ſujets qu'on place auprès d'eux pour en avoir ſoin. Quand on ſçait combien ceux-ci ſont ordinairement négligens & qu'ils ont presque tous la manie d'employer dans tous les cas des moyens échauffans, on n'a pas de peine à rendre raison pourquoi cette maladie est ordinairement si grave. C'est pour obvier en partie à cet inconvénient, ainsi qu'à d'autres abus, que j'ai recommandé de ne pas trop éloigner les cases à verretés & que je tâchais de simplifier autant que faire se pouvait le traitement de cette maladie, comme on peut le voir dans l'essai déjà cité sur l'utilité de l'inoculation lorsque je parle de la complication que la petite vérole présente dans les pays chauds. Qu'on ne s'imagine pas néanmoins, ainsi que je l'ai déjà observé, que cette manière de traiter la petite vérole, soit toujours la plus convenable. Cette erreur serait d'autant plus grande, qu'il est absolument nécessaire que le traitement de cette maladie soit varié en raison des différentes complications dont elle est susceptible, mais dont nous ne devons point parler ici, puisqu'il n'appartient qu'aux personnes de l'art, auxquelles on doit s'adresser, de les apprécier.

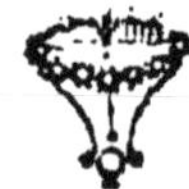

CHAPITRE

CHAPITRE VI.

Petite vérole volante.

QUOIQUE cette maladie ne ſoit point dangereuſe, comme elle eſt extrêmement commune à Saint Domingue, & que j'ai eu pluſieurs fois occaſion de la voir dans le quartier de Miragoanne, pendant le ſéjour que j'y ai fait, il ſuffit d'avoir obſervé qu'elle eſt très-contagieuſe, & qu'on peut quelquefois la confondre ou la prendre pour la petite vérole, pour qu'il me parût eſſentiel d'en dire quelque choſe.

Si la verette volante ne s'annonçait jamais que par une très-petite fiévre, accompagnée d'une légère démangeaiſon à la peau, à laquelle ſuccéderait une éruption de petits boutons ou véſicules blanches & tranſparentes, plus ou moins groſſes & plus ou moins nombreuſes, qui créveraient ou ſécheraient en 24 ou 48 heures, comme cela arrive quelquefois, il ne ſerait pas poſſible de confondre cette maladie avec la précédente & de s'y méprendre. Mais j'ai obſervé que le plus ſouvent à Saint Domingue, la marche de cette maladie eſt bien différente, ſoit que cela dépende de la dureté de l'épiderme chez les négres, ou plûtot de ce que l'humeur de la transpiration est, comme je l'ai déjà observé, de qualité hétérogène. Il est du moins bien certain que j'ai souvent remarqué que l'éruption était précédée d'une fiévre assez vive, qu'elle était accompagnée de quelques-uns des symptômes qui ont coutume de précéder l'éruption de la petite vérole, tels que douleur de tête, mal de gorge, maux de reins, & que l'humeur qui remplissait les boutons était non-seulement trouble, mais même blanchissait au point de paraître purulente : cette particularité peut alors tellement en imposer, que j'ai quelquefois vû que les boutons restaient plus de 4 à 5 jours avant de créver, ce qui pourrait sans doute occasionner des méprises assez désagréables, si prenant ces cas ci pour la petite vérole, on allait s'aviser de confondre parmi des veretés ceux qui n'ont que la petite vérole volante, ou que dans d'autres cas, tels que ceux de petite vérole benigne, on s'avisât de les prendre pour la petite vérole volante elle-même.

Quoique les signes dont il sera question ci-après, puissent suffire pour obvier à pareilles méprises, je dois observer qu'il faut toujours commencer par se mettre à l'abri de la plus dangereuse de toutes, en séparant les malades qui ſont dans le cas douteux dont nous parlons, de manière que l'on ne puiſſe pas communiquer librement avec eux, puiſqu'en ſuppoſant même que leur maladie ne fût qu'une petite vérole volante, il ſera toujours déſagréable, d'après la facilité avec laquelle cette maladie ſe communique, d'être privé tout-à coup & pendant quelques jours du ſervice d'un grand nombre de ſujets, faute d'avoir pris cette précaution ; & que ſi, par cas, on avait méconnu d'abord la petite vérole elle-même, cette précaution n'en deviendrait que plus eſſentielle.

Les ſignes par leſquels on peut reconnaître la petite vérole volante, même dans les cas les plus douteux, ſont 1°. la ceſſation complette ou une très-grande diminution de la fiévre du moment que l'éruption paraît, quoiqu'elle ait été aſſez forte avant cet inſtant ; 2°. lorſque la fievre a baiſſé ou diſparu elle n'augmente ou ne paraît plus ; 3°. les boutons ſont ordinairement en plus grande quantité ſur le front qu'ailleurs, & ſont réellement limphatiques ou comme tranſparens au moment qu'ils paraiſſent, groſſiſſent très rapidement, & ſont parfaitement demi-ſphériques & bien arrondis, même quoiqu'ils ſoient dehors depuis quelque tems & que l'humeur qu'ils contiennent ſoit blanchâtre, & qu'enfin ils offrent la même couleur à leur baſe qu'à leur ſommet. Au lieu qu'on ſçait que ceux de la petite vérole présentent une couleur différente à leur base, avant qu'ils aient pleinement supuré & que leur sommet est ordinairement un peu plus relevé dans les premiers jours d'éruption, ce qui leur donne une figure un peu pyramidale. Enfin on voit que dès le lendemain, ou peu de jours après leur éruption, les boutons de petite vérole volante s'affaissent ordinairement, se flétrissent, tombent en croutes ou par écailles sans laisser sur la peau, si ce n'est que très-rarement, des empreintes ou marques analogues à celles que laissent les boutons de petite vérole; 4°. dans la petite vérole volante la fiévre n'est jamais bien forte ni de longue durée, & n'augmente même pas par la rentrée subite d'une grande partie de boutons que j'ai quelquefois vu arriver sans que les malades aient éprouvé le moindre accident : tandis qu'on sçait qu'un pareil événement, dans le cas de petite vérole, a toujours des suites très-fâcheuses.

Le traitement de la petite vérole volante est des plus simples & consiste dans l'usage des boissons rafraichissantes pendant l'éruption, & à purger une ou deux fois après l'exsiccation des boutons. La limonade légèrement tiéde & l'eau de casse, avec le sel d'epsom ou végétal, m'ont toujours suffi pour remplir l'une & l'autre indication.

CHAPITRE VII.

Tétanos & mal de mâchoire.

QUOIQUE nous ſoyons perſuadés qu'il exiſte des cauſes occaſionnelles particulières à l'une ou à l'autre de ces deux maladies, ainſi que nous aurons occaſion de l'obſerver en traitant du mal de mâchoire, il ſuffit de conſidérer que la cauſe prochaine eſt la même dans les deux cas & que ce ne ſont que deux modifications différentes, de la même maladie, pour que nous fuſſions fondés à les comprendre dans un même chapitre. On ſçait d'ailleurs qu'elles ſont l'une & l'autre infiniment plus fréquentes dans nos Colonies qu'en Europe & qu'elles n'y ſont que trop ſouvent funeſtes.

On doit regarder comme cauſe prédiſpoſante aux maladies convulſives, le tétanos & mal de mâchoire, tout ce qui peut affaiblir l'état naturel des forces toniques & augmenter la ſenſibilité nerveuſe, de manière qu'un certain état d'équilibre qui doit exiſter naturellement entre l'une & l'autre de ces deux facultés, eſt à proprement parler celui où le corps eſt le moins susceptible de ce genre d'affection ou de maladie, & *que c'est dans cette interruption d'équilibre entre ces deux forces, que consiste la cause prochaine des maladies convulsives*. D'après cette considération il est aisé de concevoir pourquoi ces maladies sont plus fréquentes dans les pays chauds qu'ailleurs, eu égard à l'atonie des parties ou à la grande sensibilité nerveuse qu'on observe assez généralement chez ceux qui habitent ces climats; d'où vient que les enfans ou les femmes d'un faible tempérament, sont les plus sujets à cette maladie, & pourquoi les négres *les plus forts & les plus robustes* en fournissent des exemples plus fréquents que les sujets d'une *constitution médiocre* ou ordinaire, mais chez lesquels la correspondance réciproque entre les deux facultés dont nous avons parlé, se trouve dans un rapport plus exact. Comme c'est d'après ce principe, je crois, qu'on peut expliquer la manière d'agir des remèdes anti spasmodiques & qu'on peut en régler la véritable application, je ne doute point qu'il ne soit de la plus grande importance d'y avoir égard dans le traitement des maladies convulsives & qu'elles ne fussent moins fréquentes & moins dangereuses, si l'on y portait plus d'attention qu'on ne fait : c'est aux personnes de l'art qu'il appartient d'en faire la juste application.

Nous nous contenterons d'obſerver ici, que les meilleurs moyens de prévenir les effets de ces cauſes prédiſpoſantes aux maladies nerveuſes, conſiſtent à fortifier les conſtitutions faibles, & que s'il n'eſt pas auſſi néceſſaire de relâcher ou d'affaiblir ceux qui ſont d'une conſtitution telle que les forces toniques ſoient trop exaltées, il eſt au moins important qu'ils évitent d'uſer des moyens qui pourraient ajouter *à cette exaltation de force*. La preuve que dans ce dernier cas les moyens propres à exalter la force tonique, ſont évidemment contraires, c'eſt les effets que les négres éprouvent ordinairement de l'uſage des liqueurs ſpiritueuſes & des impreſſions d'un froid un peu vif. Ce n'eſt donc pas ſans de bonnes raiſons que nous avons blâmé l'abus du taffia, & ce n'eſt pas non plus ſans cauſe, que les négres recherchent & chériſſent le pourtour des foyers & des feux, comme on le voit communément. Auſſi conſeillerons-nous, afin d'obvier à ce dernier inconvénient, de ne point négliger de mettre les négres à l'abri d'éprouver les impreſſions du froid, en leur fourniſſant les vêtemens convenables & en ayant ſoin de veiller à ce que leurs caſes ſoient bien clauſes ou ne ſoient pas du moins expoſées à tout vent, comme on le voit fort ſouvent; & qu'il importe d'empêcher en même tems qu'ils abusent d'une liqueur dont les tremblemens qu'ils en éprouvent, même à un âge peu avancé, n'annoncent que trop le danger. Dans le premier cas au contraire, c'est-à-dire lorsqu'on veut prévenir les maladies convulsives provenants d'excès d'atonie & d'exaltation des forces sensitives, comme on le voit chez les constitutions faibles; alors les meilleurs moyens sont les toniques, tels que le bon vin, le bain froid, l'exercice modéré en bon air & la bonne nourriture, &c.

Il suffit de considérer les maladies convulsives ou tetaniques, comme provenant de l'interruption de rapport entre les forces toniques & les forces sensitives, pour qu'on puisse se figurer comment tout ce qui peut occasionner de vives ou fortes impressions, sur-tout si elles sont promptes & rapides ou capables d'occasionner de grandes révolutions dans la manière d'être de nos corps, peut être considéré comme cause de ces maladies. J'ai vu le tétanos occasionné par une suppression subite de sueurs, de même que par une prompte suppression des règles. M. Bajon rapporte avoir vu à Cayenne la même maladie, occasionnée par une perte très considérable. Ce sont sans doute des preuves bien suffisantes pour convaincre combien il importe d'éviter avec soin tout ce qui peut occasionner de grandes révolutions dans la machine, & que c'eſt dans ces mêmes attentions que conſiſtent les préſervatifs des maladies dont nous parlons, lorſqu'elles dépendent de pareilles cauſes. Malheureuſement il en eſt d'autres & ce ſont celles dont les exemples ſont les plus fréquens, & qu'il eſt comme impoſſible de prévenir. Tel eſt le tétanos qui ſurvient à la ſuite des brûlures conſidérables, ou de grandes bleſſures dans les parties charnues, & des plus petites dans les parties tendineuſes ou aponévrotiques, telles qu'à la plante des pieds ſur-tout.

Dans le premier de ces deux cas on ne ſçaurait trop prendre de précaution pour mitiger la grande ſenſibilité des nerfs qui ſe trouvent à découvert, en évitant le contact de l'air le plus qu'il eſt poſſible, & tous les topiques non appropriés. Dans le ſecond on ne ſçaurait trop ſe hâter de débrider en tout ſens la partie tendineuſe, nerveuſe ou aponévrotique qui a pû être bleſſée, piquée ou déchirée. Ces cas ſont ordinairement ſi graves au reſte & ſi dangereux, qu'il eſt inutile d'obſerver combien les ſecours d'un homme de l'art ſont alors indiſpenſables & qu'on doit toujours y recourir, que la maladie ſoit chirurgicale ou non. Eux ſeuls peuvent indiquer quelle eſt la nature des moyens qu'il convient d'employer & dont le choix eſt de la plus grande conſéquence. Ce n'eſt pas cependant ce qu'on croit ordinairement, d'après la facilité avec laquelle j'ai vu qu'on employait en même tems des remèdes dont les vertus ou propriétés étaient totalement différentes ou opposées.

Voilà à quoi se bornent les réflexions que je croyais pouvoir faire sur le tétanos en général. J'ajouterai quant au mal de mâchoire en particulier, que quoique cette maladie soit presque toujours mortelle, elle n'en présente pas de moins importantes, & qu'il est d'autant plus essentiel d'insister sur toutes les causes qui peuvent l'occasionner ainsi que sur les moyens qui peuvent le prévenir, que les exemples de cette cruelle maladie ne sont que trop multipliés.

J'avouerai avec peine qu'il n'est pas trop aisé de décider, si cette maladie doit être considérée plutôt comme accidentelle & involontaire, que comme dépendant de causes violentes & volontaires, ainsi que j'ai vû quelques habitans portés à le croire. Il est constant, d'une part, que les pays chauds favorisent les affections nerveuses & convulsives sur tous les sujets & principalement sur les nouveaux-nés; que l'humidité des cases où les femmes accouchent, ou dans lesquelles il peut régner des courants d'air froid & chaud alternativement, que les impressions violentes que les enfans peuvent éprouver au passage ou des mains mal adroites qui les reçoivent ; que des chutes involontaires au moment où ils naissent ou dans d'autres instans ; que les tiraillemens du cordon ombilical pendant l'accouchement ou après, &c. il est constant, dis-je, que toutes ces causes peuvent donner lieu au mal de mâchoire. Mais d'où vient que sous le même ciel, dans le même quartier &c. sur deux habitations qui sont limitrophes, l'on ne voit aucun exemple de la cruelle maladie dont je parle dans une de ces habitations, tandis que la plûpart & quelquefois tous les négrillons qui naissent sur l'autre en sont atteints ? Il faut convenir que ce contraste est assez frappant pour convaincre, que s'il est des cas où cette maladie dépend de causes accidentelles & involontaires, on ne peut nier qu'il en est d'autres, où elle dépend réellement de la méchanceté de ceux à la discrétion desquels les enfans se trouvent au moment de leur naissance ; c'est pourquoi l'on ne doit jamais négliger en pareils cas d'employer tous les moyens imaginables pour tâcher d'éclaircir un fait si important & qui paraîtrait inconcevable, si des preuves convaincantes ne le confirmaient assez. Je tiens de M. Berbas, Médecin de la Guadeloupe, & mon ami, qu'il obtint par ruse, d'une négresse qu'on avait plusieurs fois soupçonnée, l'aveu qu'il suffisait de tirailler aux enfans, dans les premiers jours de leur naissance, le bout du cordon ombilical qui reste après la section, pour décider le mal de mâchoire ; & ce qui semblerait venir à l'appui de cette probabilité, c'est que j'ai guéri un enfant déjà atteint du mal de mâchoire, en donnant plus de liberté au bout de l'ombilic, qui me sembla tiraillé par la bande & la compresse qui le fixaient au tour du corps*, & en joignant à cette attention, celle de donner en même tems des potions huileuses & laxatives telles que l'huile de palma chrysti mêlée à parties égales avec l'huile d'olive, de manière à entretenir la liberté du ventre. (Ce sujet appartenait à madame Febvé habitant à Miragoane, & était le fils d'une négresse nouvellement venue d'Afrique appellée Laurence.) Je tiens d'un habitant, qu'on avait découvert, après avoir perdu plusieurs jeunes sujets du mal de mâchoire sur une habitation, dans l'examen exact qui fut fait d'une nouvelle victime, une épingle introduite dans le crâne à travers la partie encore membraneuse de ces os qui tient alors lieu de suture & les joint les uns aux autres.

Quelque évident qu'il paraisse, néanmoins d'après de tels exemples, qu'on est en droit de soupçonner quelque méchanceté lorsque ces accidens de mal de mâchoire sont très-multipliés, il serait cependant si inconséquent d'en statuer la cause avec trop de légèreté, que je crois devoir conseiller de n'en jamais venir à des traitemens de rigueur qu'avec la plus grande circonspection & sans avoir tenté envain tous les moyens que la prudence & la sagesse peuvent suggérer & que je croirais d'autant plus convenables, qu'il est bien difficile de sçavoir le vrai de ce qui se passe en pareilles circonstances. Ces moyens consistent 1°. à fortifier la constitution des enfans dès leur naissance, surtout s'ils sont d'un tempérament délicat, en les lavant de tems en tems avec du vin, & même en les baignant à l'eau froide, sur-tout sur les habitations où l'on observe souvent le mal de mâchoire; 2°. en veillant à ce que les cases où les femmes accouchent soient seches, bien clauses & sur-tout qu'il n'y régne point de courants d'air, que le dégré de température de leur intérieur soit nuit & jour à peu près le même, & que qui que ce soit ne puisse y pénétrer, à l'exception de ceux qui sont nécessaires & qui ne peuvent être suspectés; 3°. en se procurant une Sage-Femme adroite, intelligente, mais sur-tout de bonne volonté, chose qu'on obtiendra assez aisément, *en les intéressant* en quelque sorte *au succès* de l'accouchement; 4°. en intéressant les mères au salut de leur enfant par une promesse telle que leur bien être & l'avantage du maître puisse s'y trouver; il en a déjà été question en parlant du meilleur moyen de favoriſer la population ; 5°. enfin en veillant & recommandant qu'aucune partie du corps des nouveaux-nés, ne ſoit ni léſée ni gênée par aucun linge ni bandages dont on a de tout tems démontré le danger. Ce n'eſt pas qu'on en abuſe autant dans les pays chauds comme en d'autres pays, puiſqu'on n'y emmaillote point les enfans ; mais il ſuffit de l'obſervation rapportée ci-deſſus, & que je me rappelle, qu'un Médecin de ma connoiſſance avec qui je cauſais ſur le mal de mâchoire, prétendait que c'était au reflux des humeurs vers la tête, occaſionné, diſait-il, par le circulaire qu'on met au tour du ventre pour fixer le bout du cordon, qu'on pouvait quelquefois attribuer le mal de mâchoire ; pour que je ſois fondé à recommander d'éviter la moindre gêne dans cette partie, & ce qui ſerait encore mieux, d'aſſujettir le bout de l'ombilic avec un emplâtre agglutinatif plutôt que par le moyen d'un circulaire autour du corps.

Je ne doute point, qu'en employant les différentes précautions que je viens de rapporter, les exemples du mal de mâchoire ne ſoient bien moins fréquens, & que les occaſions d'agir avec rigueur ne ſoient bien rares, ſi ſurtout, avec les voies de douceur que j'indique, on ſçait inſpirer l'horreur du crime par la menace, & en mettant beaucoup de ſévérité, ſi des preuves bien convaincantes venaient à dévoiler un coupable.

Quoique le mal de mâchoire ſoit preſque toujours mortel & que le tetanos le ſoit le plus ſouvent, il paraît très-vraiſemblable que les bains froids ou l'opium employés convenablement, ſurtout dès l'invaſion du mal, réuſſiraient dans cette maladie, d'après ce qu'on a écrit en dernier lieu ſur l'efficacité de ces moyens dont j'ai moi-même éprouvé les bons effets en quelque ſorte. J'ai guéri deux négres affectés du tetanos, occaſionné par la ſuppreſſion ſubite des ſueurs, en joignant à l'uſage des potions & lavemens laxatifs & huileux, & des véſicatoires appliqués entre les deux épaules, celui de fortes & fréquentes doſes d'opium pris intérieurement, & des embrocations anodines le long de la colonne vertébrale. Il eſt inutile d'obſerver qu'il n'appartient qu'aux gens de l'art de régler l'adminiſtration de remèdes auſſi conſéquents que ceux-ci.

Je finirai en ajoutant que M. Bajon rapporte que les Indiens ne perdent jamais aucun enfant du mal de mâchoire, par l'attention qu'ils ont de les frotter ſoir & matin, pendant les neuf premiers jours, avec quelque ſubſtance graſſe & huileuſe, & en appliquant ſur l'ombilic, après qu'ils ont fait la ligature & la ſection du cordon, un emplâtre de quelque ſubſtance agglutinative. *Vid.* journal de Méd. 1759; ſuivant Poupé Desportes, *malad. de Saint Domingue*, il ſuffit de frotter les tempes & les mâchoires des nouveaux-nés avec de l'huile de palma chryſti pour prévenir le mal de mâchoire. Tiſſot, dans ſon Traité des maux de nerfs, t. 4, p. 91, dit qu'on prévient ſouvent les progrès de ce mal en purgeant avec le ſyrop de roſes les enfans qui en ſont atteints, dès la première invaſion. J'ai appris depuis peu que quelques Médecins avaient avancé en dernier lieu que le défaut d'attention de bien exprimer le ſang contenu dans tous les vaiſſeaux du cordon ombilical avant d'en faire la ligature, était ſouvent la cauſe du mal de mâchoire, & qu'en prenant ſoigneuſement cette précaution & celle d'appliquer ſur le bout du cordon coupé un grain d'opium, on pourrait garantir les enfans de cette affreuſe maladie. Toutes ces précautions ou moyens ne doivent point être négligés, devraient-ils ne réuſſir que quelquefois.

CHAPITRE

CHAPITRE VIII.

Convulsions occasionnées par la présence des vers.

Quelques multipliées que soient les causes qui peuvent déterminer les convulsions auxquelles les enfans sont si sujets dans les pays chauds, il suffit d'observer que la majeure partie des affections morbifiques qu'ils sont dans le cas d'éprouver, peuvent y donner lieu, pour voir qu'il convenait de nous borner à celle dont les exemples étaient les plus fréquens & dont dépend le plus souvent le symptôme allarmant dont il est question. L'on sçait en effet combien les enfans sont sujets dans nos Colonies aux maladies vermineuses, & que même il n'est pas rare de voir les adultes, les négres principalement, en fournir des exemples. Comme on n'est pas toujours à portée d'avoir les secours convenables dans ce moment allarmant, & qu'il est assez à propos qu'on ait quelque idée d'une maladie qui n'est que trop souvent fâcheuse, quoiqu'assez simple de sa nature, j'ai crû devoir dire quelque chose des ſymptômes qui peuvent la faire connaître, ainſi que de quelques moyens d'y remédier.

Ayant déjà obſervé que la meilleure manière de prévenir les maladies vermineuſes conſiſtait dans le bon régime & dans l'uſage des vermifuges comme préſervatifs, nous dirons que quoique les différens ſignes qui peuvent indiquer que les convulſions ſont occaſionnées par la préſence des vers ſoient très-nombreux, & que la réunion de pluſieurs en ſoit une preuve aſſez convaincante, on ne peut néanmoins regarder comme bien poſitif que celui de leur ſortie par la bouche ou par l'anus, afin qu'on ne ſoit pas porté à abuſer avec indiſcrétion des moyens que nous devons indiquer pour y remédier. Les ſignes qui indiquent la préſence des vers ſont une douleur vive de tête que les malades rapportent vers la racine du nez, les yeux ſont larmoyans, ou affectés de picottemens douloureux, la pupile en eſt dilatée, la langue préſente à la ſurface des lignes blanchâtres ou rugoſités, les joues s'animent & ſe décolorent alternativement, les malades éprouvent un prurit ou démangeaiſon aux narines, des tintemens d'oreille, de légers mouvemens convulſifs des lévres, de la mâchoire inférieure, ils ont des grincemens de dent pendant le ſommeil, des ſoubreſaults ou mouvemens convulſifs des tendons du poignet, leur haleine eſt aigre, la matière des vomiſſemens ou des ſelles eſt glaireuſe, griſâtre & préſente des débris de vers, ou même des vers en leur entier, le pouls eſt irrégulier, intermittent, &c.

Tels ſont les ſignes d'après leſquels on peut reconnaître ou au moins ſoupçonner fortement la préſence des vers, ſur-tout ſi l'on en obſerve pluſieurs en même-tems; de ſorte qu'on peut, dans des convulſions qui ſurviennent en pareil cas, eſpérer de rémédier à la cauſe qui les occaſionne, & d'en prévenir le retour en employant les vermifuges dont il ſera queſtion ci-après. Comme ces remèdes n'agiſſent pas toujours inſtantanément, & que même il eſt urgent, avant de les employer, d'interrompre ou au moins de calmer les mouvemens convulſifs, ſur-tout quand ils ſont violens; on aura recours de préférence aux moyens qu'on connaît propres à cet effet, n'importe par quelle cauſe que l'accident ſoit occaſionné. Tels ſont l'eau & le ſel, le baume de vie, le baume caraïbe, la poudre tempérante, le ſel ſédatif, &c. J'obſerverai ſeulement que ces moyens doivent être préférés au jus de citron dont on abuſe ordinairement, & qui pourrait devenir contraire, ſi les convulſions provevaient d'un levain acide contenu dans l'eſtomac, ainſi qu'il arrive quelquefois. Il eſt aiſé de voir au reſte par le peu de moyens que j'indique, qu'on ne doit pas négliger d'appeller des secours en pareils cas, sur-tout si l'on n'a pas quelque certitude que la présence des vers soit la véritable cause des convulsions. Si l'on est au contraire fondé à les attribuer à cette cause, d'après les signes rapportés ci-dessus, on doit faire en sorte d'en prévenir le retour par les moyens convenables & qui peuvent détruire & chasser au dehors les vers & les matières visqueuses ou putrides qui les engendrent & leur servent de pâture.

Le tartre émétique, donné en lavages & à petites doses répétées jusqu'à ce qu'il procure le vomissement, est un des remèdes les plus efficaces, lorsque rien ne le contre-indique, sur-tout si les vers ou matières vermineuses ont leur siége dans l'estomac, & que l'état de ce viscère permette d'y avoir recours. On sera fondé à croire que les vers résident dans l'estomac ou qu'ils occupent la partie supérieure du canal intestinal, lorsque les malades rendront des rapports aigres ou fœtides, éprouveront une espèce de salivation baveuse, auront la bouche & la langue sales, & que ces parties paraîtront enduites d'une espèce de mucosité, lorsqu'ils auront du dégoût pour les alimens, un léger gonflement au creux de l'estomac accompagné d'une douleur sourde dans cette partie, sans qu'elle augmente cependant en pressant sur cette région; c'est lorsqu'on obſerve pluſieurs de ces différens ſymptômes, qu'il convient d'employer l'émétique de préférence, ou que du moins le traitement doit commencer par l'emploi de ce remède : au lieu qu'il ſerait moins eſſentiel, ſi les vers paraiſſaient avoir leur ſiége dans la partie inférieure du canal & du côté des gros inteſtins; & il *ſerait abſolument contre-indiqué*, ſi l'eſtomac paraiſſait être dans un état de phlogoſe ou menacé d'inflammation. La fiévre, les vomiſſemens & la vive douleur que les malades reſſentent au creux de l'eſtomac, & qui augmentent par la preſſion, indiquent ce dernier cas. Quant au premier, on le reconnaît à l'abſence des ſignes qui indiquent la préſence des vers dans les parties ſupérieures, & en ce que les malades éprouvent des légers borboriſmes dans la partie inférieure du ventre, accompagnés de coliques ou tranchées; ils rendent des vents d'une odeur aigre & fœtide, leurs excrémens ſont verdâtres ou griſâtres, peu conſiſtans, & ont une odeur vermineuſe à laquelle on ne peut ſe méprendre. On ſent que dans ce cas-ci, de même que dans celui d'une apparence d'inflammation à l'eſtomac, au lieu d'avoir recours à l'émétique en lavage, il convient de préférer 1°. les lavemens laxatifs ou purgatifs dulcorés, tels que celui de pulpe de caſſe, auquel on ajoute du gros ſyrop, ou même du lait, en ce qu'ils ont non-ſeulement la propriété d'entraîner dans leur effet les vers & les humeurs qui se trouvent dans les gros intestins, mais même d'y attirer les vers qui seraient situés plus supérieurement; 2°. on fait prendre ensuite aux malades des remèdes propres à fondre les matières visqueuses & tenaces dont les vers sont comme enveloppés, & les mettraient quelquefois à l'abri de l'action des vermifuges. Les remèdes qui ont cette propriété & qu'on peut employer sans risque sont les sels neutres principalement, tels que le sel végétal, de glaubert ou même le sel commun, qu'on peut donner depuis deux ou trois gros jusqu'à demi-once ou même plus, dissous dans demi-livre, une livre ou une livre & demie d'eau, & qu'on peut faire prendre dans le courant de la journée. Il conviendra même de répéter ces moyens si le malade en éprouve quelque évacuation sans trop d'irritation: & on pourrait substituer à ces fondans, si les malades éprouvaient trop de répugnance à prendre des remèdes de cette nature sous un si grand volume, dégoût qui n'est que trop commun chez les enfans, de l'eau fortement sucrée, ayant soin d'ajouter un quart de grain ou un demi-grain de tartre émétique sur chaque pinte de cette dissolution, afin d'augmenter le dégré d'énergie de ce dissolvant. Lorsqu'on aura satisfait à cette seconde indication, ou qu'on aura rendu les matières visqueuses plus fluxiles, on procédera à la troisiéme qui consiste dans l'emploi des vermifuges qui n'en agiront que plus efficacement en les associant aux purgatifs, à moins qu'on n'employe ceux qui jouissent de cette double propriété, tels que le syrop de liane, l'huile de palma-christi, le jalap trituré avec le sucre & la rhubarbe, la rhubarbe & le semen-contra, ou la gomme deliane mêlée à la crême de tartre (1).

---

(1) On ne sera peut-être pas fâché de trouver ici la formule de quelques-uns de ces remèdes que nous venons d'indiquer, ainsi que celle du syrop de brainvillier, beaucoup plus usité aux îles du vent qu'à St. Domingue.

Pour faire le syrop de liane à médecine, on prend six livres de cette liane, connue aussi sous le nom de liane à Minguet; on la coupe en petits morceaux d'un pouce à un pouce & demi de long, qu'on met infuser pendant 18 à 20 heures dans 6 bouteilles ou douze livres d'eau; après cette infusion on fait bouillir le tout à grand feu pendant demi-heure, dans une bassine de cuivre bien nette, & on coule ensuite à travers une serviette de brin sans expression: on remet cette colature sur le feu après y avoir ajouté deux bouteilles syrop de sucre brut bien clarifié & bien cuit, & on fait cuire jusqu'à ce que le tout soit réduit à consistance de syrop, ce qui produit un quart de bouteille de plus que la quantité de syrop qu'on a employé, en raison de l'extrait que la liane a fourni. On doit avoir l'at-

Les vermifuges proprement dits qu'on emploie avec le plus de ſuccès, ſont l'émithocorton, le

---

tention, pendant qu'on prépare cette compoſition, de ne point enlever les écumes qui paraiſſent à la ſurface, & de prendre garde qu'elles ne ſe répandent. La doſe de ce remède ou ſyrop eſt d'une cuillerée à bouche, pour un adulte, & d'une cuillère à café pour un enfant de ſix ans, & ainſi à proportion pour les différens âges. On le délaye avant de le faire prendre, dans deux ou trois fois autant d'eau tiéde : ayant ſoin d'agiter la bouteille de ſyrop & de la renverſer deux ou trois fois, afin que l'extrait qui y eſt ſuſpendu ſoit également étendu dans toute la maſſe avant d'en prendre ce dont on a beſoin. Ce ſyrop, outre la propriété vermifuge pour laquelle nous le conſeillons ici, eſt un purgatif très-commode & peu déſagréable qu'on peut donner dans tous les cas où on a intention de purger & dans leſquels on employe le jalap ; c'eſt pourquoi l'on doit s'en abſtenir dans les maladies inflammatoires, ainſi que lorſqu'on craindrait inflammation ou irritation d'entrailles.

Comme il arrive quelquefois qu'on ne peut faire prendre des purgatifs liquides à des enfans par la grande répugnance qu'ils ont pour toute eſpèce de remède, & que même on eſt parfois dans ce cas à l'égard des perſonnes plus âgées ; je me ſuis ſouvent ſervi avec ſuccès d'un mélange de crême de tartre & de gomme de liane, donné aux doſes ci-après déſignées & préparé dans les proportions ſuivantes. Après avoir

ſemen-contra, le ſuc de liane à couleuvre, ou s'il y a trop d'irritation, une émulſion faite avec

---

ramaſſé la gomme qui s'eſt extravaſée, coagulée & ſéchée à l'extrémité des bouts de liane, qu'on coupe à cet effet comme nous l'avons indiqué pour faire le ſyrop, on ajoute deux gros de crême de tartre ſur quatre gros de cette gomme, & on pile le tout pour le réduire en poudre. Par ce mélange de créme de tartre les particules de gomme reſtent diviſées, & ne ſe réuniſſent point par la moindre chaleur comme quand on l'employe ſeule, & les erreurs qu'on peut commettre en peſant d'auſſi petites doſes ſont moins conſéquentes ; --- la doſe de cette poudre eſt de 6 grains pour un enfant d'un an, 8 grains à 2 ans, 9 grains à 4, 11 grains pour celui de 6, 14 grains pour celui de 8, 17 grains pour celui de 10, 22 grains à 12 ans, 25 grains à 14, 28 grains à 18 ans, 30 grains à 20 ans & plus. —— On peut faire prendre cette poudre entre deux tranches de ſoupe ou enveloppée dans du lait caillé ; & on doit ſçavoir que, de même que le ſyrop de liane, la poudre ne convient point dans les maladies inflammatoires, ſur tout quand il y a irritation d'entrailles.

Pour faire le ſyrop de brainvillier, on prend 4 livres de la plante de brainvillier fraichement cueillie, de laquelle on ôtera les racines, on y joindra une poignée d'abſinthe, & les écorces de cinq à ſix oranges amères. On fait bouillir le tout dans quinze livres d'eau qu'on

les graines de citron ou d'orange, & ſur-tout le ſyrop de brainvilier ſi recommandable en pareil cas par ſes propriétés vermifuges & calmantes.

---

réduit à douze, on laiſſe enſuite le tout en digeſtion à froid pendant douze heures ; après quoi on coule avec forte expreſſion, & on ajoute à la colature quatre livres de ſucre, & on fait cuire juſqu'à conſiſtance de ſyrop bien cuit pour qu'il ſe conſerve.

La doſe pour un enfant d'un an eſt d'une cuillerée à bouche, qu'on délaye dans deux ou trois cuillerées d'eau, avec le quart d'une cuillerée de jus de citron. Pour un enfant de huit ans, le double, & au-deſſus de cet âge deux & demi juſqu'à trois cuillerées de ſyrop, de jus de citron & d'eau en même gradation. On doit avoir l'attention de ne point expoſer les malades à l'air quand ils ont pris ce remède, & de leur faire prendre demi-heure avant de le leur donner une petite ſoupe. Si malgré ces précautions qui ſuffiſent ordinairement pour mitiger & prévenir la trop grande action de ce remède, on s'appercevait qu'il agit ſur les nerfs par la peine que les malades ont alors à ſupporter l'impreſſion de la lumière, ou par quelques anxietés, on aurait alors recours au jus de citron qui en eſt le correctif, & on en donnerait une, deux ou trois cuillerées. Mais on ne court pas ordinairement ce riſque en proportionnant les doſes du remède comme nous l'avons déſigné, & l'on peut le regarder comme un des meilleurs remèdes vermifuges connus.

On ſent que les doſes de chacun de ces remèdes doivent varier en raiſon de leur activité & de l'âge & tempérament des ſujets. Comme je ſçais que la plupart ſont très-uſités en pareils cas, & que chacun connaît à peu près la manière de les adminiſtrer, je ne les ai déſignés qu'afin de les rappeller. Je dois cependant obſerver que quant au ſyrop de brainvillier, il faut être très-circonſpect dans l'uſage de ce remède & prendre garde de ne pas le preſcrire à trop haute doſe en raiſon de la vertu aſſoupiſſante & narcotique qu'il poſſède.

CHAPITRE IX.

De la Vérole.

COMME il eſt clairement démontré que la vérole ne peut ſe contracter que par la communication immédiate avec une perſonne qui en eſt atteinte, nous n'aurons rien à dire, ſans doute, ſur les moyens de la prévenir, puiſqu'il dépend de chacun de ne s'y point expoſer ; mais ſi nous conſidérons combien cette maladie eſt généralement répandue, comme nous l'avons déja obſervé, & ſurtout que ſes dangereux effets ſont ſouvent la ſuite des mauvais traitemens qu'on employe, ou de la négligence des malades à remédier à certains ſymptômes qui peuvent, de ſimples qu'ils étaient dans le principe, décider une vérole confirmée; nous ne pouvons douter qu'il ne fut à propos de parler de ces principales circonſtances & d'indiquer quelques-uns des procédés par lesquels on peut prévenir ou éviter partie des mauvais effets qui en peuvent réſulter.

Ce n'eſt pas ici le cas de parler de tous les ſymptômes qui caractériſent cette maladie, puiſqu'ils ſont aſſez généralement connus, & encore moins de faire mention de la diverſité d'opinions des différens auteurs qui ont écrit ſur cette maladie, touchant le prognoſtic qu'ils ont porté ſur quelques-uns des ſymptômes par leſquels elle ſe manifeſte ordinairement & que les uns regardent comme des ſignes certains d'une vérole confirmée, tandis que d'autres ſont d'un avis contraire. L'examen de ces queſtions nous menerait trop loin. Il s'agit ſeulement de nous arrêter ſur celui des ſymptômes qui ſuccède le plus ordinairement à un commerce impur, connu ſous le nom de gonorrhée & vulgairement chaude-piſſe.

Il paraît aſſez conſtant que lorſque ce ſymptôme ſe manifeſte de ſuite ou peu de jours après avoir communiqué avec une perſonne atteinte de vérole, cet accident peut être conſidéré comme fort ſimple, & que s'il donne lieu à la vérole, comme on ne le voit que trop ſouvent, ce n'eſt que par les mauvais procédés qu'on employe ou par la négligence des malades à y remédier. Il en réſulte dès-lors qu'une maladie, de ſimple qu'elle était dans le principe, devient quelquefois très-fâcheuſe & preſque toujours rébelle & très-opiniâtre, même aux traitemens les mieux adminiſtrés. C'eſt d'après ces conſidérations que j'ai cru devoir parler des principales indications qui ſe préſentent dans le traitement de la gonorhée, afin qu'on ſoit plus réſervé dans l'emploi qu'on fait de cette multiplicité de moyens qu'on croit d'autant plus efficaces, qu'ils interrompent plus promptement l'écoulement dont on eſt toujours impatient de ſe voir débaraſſé.

La première indication qu'on a à remplir dans le traitement de la gonorrhée, conſiſte à diminuer ou prévenir l'inflammation des parties génitales, ſoit en émouſſant leur irritabilité, ſoit en adouciſſant la qualité de l'humeur virulente & en rendant celle des urines moins âcre & moins irritante. Les bains généraux pris à une douce température doivent être conſidérés comme un des moyens les plus propres à opérer ces effets, les bains locaux d'eau tiede ou de décoctions émollientes & adouciſſantes, telles que celles de racine de mauve, guimauve, de feuilles ou fleurs de raquette, ou le lait, conviennent auſſi. On joint à ces remèdes externes l'uſage intérieur de tiſanes des mêmes plantes ou de graine de lin, mais dont il ne faut pas abuſer, d'après les mauvais effets que peuvent avoir les boiſſons relâchantes priſes en quantité, comme nous l'avons obſervé ailleurs. Les amandés & émulſions calmantes & ſédatives trouvent auſſi leur place, ainſi que la ſaignée, ſi l'irritation eſt conſidérable & que l'inflammation ne céde point aux remèdes ci-deſſus déſignés; à moins que les contre-indications de ce dernier moyen dont nous avons déjà fait mention ne le rende dangereux; dans ce cas les ſaignées locales doivent être préférées comme pouvant procurer le même effet, ſans qu'il ſoit néceſſaire de tirer une ſi grande quantité de ſang. Ordinairement ces différens moyens employés convenablement & aidés d'un régime rafraichiſſant, mettent fin à cette première période en 10 à 12 jours & quelquefois plutôt. Lorque l'inflammation & l'irritation n'exiſtent plus, ce qu'on connaît facilement par la ceſſation entière de la douleur qu'on éprouvait auparavant dans les parties, ſur-tout en urinant, alors on laiſſera continuer l'écoulement ſans qu'il ſoit néceſſaire de le ſolliciter & ſans abuſer ſurtout ni des bains, ni des boiſſons relâchantes & délayantes puiſqu'elles ſont alors inutiles, & pourraient même devenir nuiſibles trop longtems continuées, par le relâchement exceſſif qui pourrait s'enſuivre, & d'où provient ſouvent l'opiniâtreté de la guériſon de cette maladie & de la durée de l'écoulement. C'eſt pourquoi on doit ſubſtituer, à cette époque-ci, aux boiſſons ci-deſſus, celles qui ſont légèrement toniques, telles que la tiſane de liane à ſavon, de racine de pois puants, ou l'infuſion de bois d'acoma, ou de racine de ſalſe pareille; ayant l'attention qu'elles ſoient peu chargées des principes extractifs de ces différentes plantes, c'eſt-à-dire qu'elles ſoient légères, & de ne pas les prendre en trop grande quantité de peur que l'eſtomac n'en ſoit incommodé. On continuera ces boiſſons juſqu'à ce que la matière de l'écoulement prenne une couleur louable, qu'elle ne tache que légèrement le linge & commence à prendre aſſez de conſiſtance pour filer entre les doigts, en en prenant la preuve comme pour la cuite du ſucre. Ce ſera alors le cas d'employer des toniques plus puiſſans intérieurement ou en injections. Mais il ſuffit ordinairement du baume du Pérou, ou de copahû, ou de la thérébentine cuite, aidés de quelques purgations pour terminer l'écoulement & le traitement de cette maladie, lorſqu'elle n'a pas été négligée dès ſon principe, & que pendant tout le tems qu'elle a duré on a eu l'attention de ſe priver des alimens de haut goût, de ſalaiſons, liqueurs, café, violens exercices à pied & ſurtout à cheval, & de porter un ſuſpenſoir bien fait & bien appliqué. Cette dernière précaution eſt bien plus importante qu'on ne croit, & l'on préviendrait ſouvent par ce moyen ces gonflemens & engorgements des teſticules qui ſurviennent aſſez fréquemment du ſimple tiraillement des cordons, & rendent la maladie toujours plus déſagréable & quelquefois plus dangereuſe.

Tel eſt le traitement de la gonorrhée lorſqu'elle eſt ſimple & récente, & il eſt d'autant plus important d'y avoir recours au plutôt, qu'on peut, par ce moyen, ſe dipenſer d'uſer de mercure, ce qui, comme on le verra ci après, mériterait bien qu'on y fît un peu plus d'attention. Mais il n'eſt que trop ordinaire de voir qu'on ſe néglige en pareil cas, ou qu'au lieu d'employer des remèdes propres à remplir les trois indications dont nous avons parlé, on a recours de préférence à des remèdes contraires; alors il en réſulte ſouvent une maladie des plus opiniâtres à guérir, dont le traitement n'appartient qu'aux gens de l'art, & qui devient d'autant plus conſéquente

séquente qu'il peut en résulter une vérole confirmée, ou des accidens encore plus fâcheux.

L'on convient assez généralement ; que le mercure est le meilleur & peut-être le seul remède spécifique qu'on ait encore découvert contre la vérole, & que ce n'est qu'à l'aide de ses différentes préparations administrées d'une manière convenable, qu'on peut se flatter d'obtenir une guérison radicale de cette terrible maladie lorsqu'on en est atteint. Quoique persuadé de la vérité de cette assertion, il suffit de se rappeller l'état d'appauvrissement des humeurs que nous avons reconnu chez ceux qui habitent depuis long-tems les pays chauds, & de sçavoir que le mercure ajoute au même état d'appauvrissement & tend à les dissoudre, pour sentir qu'il est toujours fâcheux d'en avoir besoin, qu'il importe de prendre bien des précautions lorsqu'on y a recours, & qu'on devrait être bien plus circonspect qu'on ne l'est ordinairement, lorsqu'on se permet d'employer un remède de cette nature sans avoir les connaissances requises. L'on n'a qu'à considérer en effet que le traitement de la vérole demande à être varié en raison de la constitution des malades, de la nature des symptômes, du plus ou moins d'ancienneté de la maladie ; qu'aucune méthode ne convient exclusivement ;

obſerver qu'on ne peut guères compter ſur l'exactitude des négres malades à faire tout ce qu'on leur preſcrit, & encore moins ſur celle de ceux qui ſont prépoſés pour les ſoigner ; & qu'enfin il paraît aſſez conſtant que les ſudorifiques, la ſalſe-pareille ſur-tout, agiſſent bien plus efficacement dans les pays chauds que dans les pays froids, pour que nous ſoyons en droit d'en conclure que, ſi l'on n'eſt pas à portée des perſonnes de l'art capables de diriger l'emploi du ſpécifique, on ferait beaucoup mieux de ſe borner à l'uſage des ſudorifiques, quoique ce traitement ne ſoit que palliatif, puiſque ces remèdes ſont, j'oſe le dire, plus efficaces qu'on ne croit & bien moins dangereux.

On ſera plus convaincu de cette dernière vérité ſi nous ajoutons que nous avons conſtamment obſervé que l'uſage du mercure eſt très-ſuſpect dans les pays chauds, & qu'il peut même occaſionner des accidens très-graves long-tems après qu'il a été adminiſtré, comme le prouvent inconteſtablement les deux exemples que je vais rapporter. Ils ſont aſſez étonnans pour faire penſer aux perſonnes de l'art, qu'il eſt plus important qu'on ne l'imagine d'aider ou de favoriſer l'iſſue d'un remède de cette eſpèce, lorſqu'on juge qu'il a aſſez long-tems ſéjourné dans le corps pour y opérer ſes effets, & ſi l'on a lieu de croire que les crises naturelles, avec lesquelles il s'évacue ordinairement, n'ont pas été suffisantes.

La nommée Marguerite, hospitalière & négresse esclave de l'habitation des héritiers Baudouin, située dans le quartier de Miragoane, avoit subi deux traitemens par les frictions mercurielles en 1759, pour des ulcères opiniâtres qu'elle avait aux jambes, & qu'on avait cru de nature vénérienne. Le premier traitement fut fait par extinction, & n'ayant pas opéré grand changement dans l'état de la malade, on en administra un second trois ou quatre mois après, qu'on poussa jusqu'à la salivation, & pendant lequel les ulcères furent entièrement amenés à cicatrice. Cette malade n'ayant pu m'informer d'une manière précise, à l'époque où j'eus occasion de lui donner mes soins, des particularités de ces traitemens, j'ignore s'ils furent administrés avec les précautions convenables : ce fut en 1776 que commerçant à traiter les malades de cette habitation, j'eus occasion de voir cette même négresse incommodée d'un gonflement assez considérable aux deux articulations du genou pour la mettre dans l'impossibilité de marcher & qui la faisait beaucoup souffrir. Comme elle m'ajouta que c'était pour la troisiéme fois qu'elle éprouvait la même incommodité, laquelle avait eu lieu pendant les deux hivers précédents à celui où je la voyais & que ces gonflemens ou tumeurs me parurent plutôt de nature humorale qu'inflammatoires, je tentai l'uſage des topiques réſolutifs & ſpiritueux, en employant en même tems les purgations, eſpérant pouvoir détourner & faire révulſion à l'humeur engorgée; mais ces moyens ayant plutôt augmenté que diminué le mal, j'employai avec plus de ſuccès les cataplaſmes & les fomentations émollientes que je combinai quelques jours après avec les réſolutifs. Les tumeurs parurent alors diminuer ſenſiblement de volume & les douleurs furent moindres; mais ce ne fut pas ſans quelque ſurpriſe que je vis qu'à meſure que les articulations du genou ſe dégageaient, celles du pied avec la jambe étaient affectées de la même manière. Je tranſportai alors les mêmes remèdes ou cataplaſmes ſur la nouvelle partie affectée, inſiſtant ſur les purgations réitérées, eſpérant, eu égard à la mobilité de l'humeur morbifique, de réuſſir à l'évacuer; mais ce fut en vain, & au moment où je projettais d'appliquer des emplâtres véſicatoires aux jambes, la malade m'annonça que tous ſes orteils étaient douloureux & gonflés & que l'articulation du pied avec la jambe était preſqu'entièrement libre. Le gonflement des orteils étant en effet devenu conſidérable & très-douloureux en peu de jours, les cataplaſmes émolliens furent les ſeuls remèdes que j'employai, voyant que ces tumeurs paraiſſaient venir à ſuppuration ou abcéder. Il ne ſe forma cependant point d'abcès, mais il ſe fit une crévaſſe à chaque extrémité des doigts entre ongle & chair qui préſentèrent en peu de jours l'aſpect d'ulcères d'aſſez mauvais caractère, fourniſſant une ſuppuration ichoreuſe. Ayant réduit par le moyen des onguents digeſtifs le gonflement & les ulcères en meilleur état, j'employai des emplâtres de dyachilum gommé de préférence, afin que par ce panſement moins génant, la malade qui ne ſouffrait preſque plus, pût veiller à la beſogne la plus eſſentielle de l'hôpital, dont l'aide qu'on lui avoit donné s'acquittait aſſez mal. Mais mon étonnement fut des plus grands lorſqu'ayant levé moi-même dans une de mes viſites, un emplâtre & ſucceſſivement tous les autres, j'apperçus qu'ils étaient comme enduits à leur ſurface, d'une couche de matière griſâtre que je reconnus n'être autre choſe qu'une infinité de petits globules mercuriels que je parvins facilement à réunir en un globule auſſi gros que la tête d'une groſſe épingle, en donnant à ces emplâtres la forme de capſule & en raſſemblant au centre toute la pouſſière grisâtre dont ils étaient recouverts. Ce fut alors que je m'aviſai de m'informer de la malade ſi elle avait fait uſage de ce remède & que j'appris que 17 ans auparavant elle avait essuyé deux traitemens par les frictions.

Quelqu'étonnant que me parut ce phénoméne; sur-tout d'après l'assertion de quelques auteurs qui nient que le mercure puisse se revivifier & redevenir mercure coulant dans le corps & former des dépôts, ne pouvant douter que ce ne fut à cette cause que je dusse attribuer la suite d'accidens que la malade avoit éprouvés & qu'il s'agissoit de favoriser la sortie de cette substance métallique qui s'échappait avec la suppuration, pour obtenir sa guérison; je lui recommandai de continuer le même pansement, avec l'attention de lever quatre à cinq fois par jour les emplâtres & de les essuyer chaque fois, Par ce procédé la suppuration devint plus louable, les ulcères prirent une bonne tournure & parvinrent entièrement à cicatrice sans employer d'autre traitement.

La malade depuis cette époque n'a plus éprouvé dans les hyvers subséquens ni gêne ni gonflement aux articulations du genou & du pied. La seule particularité qu'il importe de noter, c'est une espèce de fourmillement qu'elle ressentit à la plante des pieds la première fois qu'elle s'avisa, peu de tems après sa guérison, de marcher pieds nuds dans la boue ou sur un terrein humide, ce qui disparut entièrement par la précaution qu'elle a eu de porter des souliers : de sorte que depuis 1777 jusqu'à 1784 où je quittai la Colonie, cette négresse n'avait plus éprouvé d'accident qui eut quelque rapport à celui qui fait le sujet de cette observation.

Ne pouvant douter d'après un fait de cette nature, que le mercure ne puisse rester longtems dans l'intérieur du corps, j'en conclurai qu'il peut alors occasionner des accidens très graves s'il vient à se porter sur des parties plus essentielles que les extrémités inférieures, comme va le prouver l'histoire de l'affreuse maladie qu'éprouva sous mes yeux la négresse nommée Zabeth, esclave de la même habitation des héritiers Baudoin.

Ce fut en 1782 que cette négresse âgée d'environ 40 ans, & peu de jours après avoir été estimée, dans un inventaire qui fut fait, 3500 liv. comme servante & de très-belle apparence, se plaignit d'une douleur du côté de l'orbite droit, qui étoit accompagnée d'une légère rougeur & d'un très-petit gonflement. Je prescrivis à ma première visite des fomentations émollientes & légèrement résolutives & l'usage intérieur de boissons rafraîchissantes. Ayant revu la malade deux jours après & ayant observé que la rougeur, la tension & la douleur avaient augmenté & gagnaient du côté du globe de l'œil, quoiqu'il n'y eut que très-peu de fiévre, la rougeur paraissant érysipelateuſe, je fis une ſaignée du bras & je preſcrivis des compreſſes trempées dans la décoction de fleurs de ſureau, recommandant de donner à la malade deux ou trois verres de limonade de caſſe afin de lui tenir le ventre libre & de détourner les humeurs d'une partie auſſi eſſentielle que les yeux. J'eſpérais que par ces moyens les accidens calmeraient, mais ayant vu deux jours après, que le gonflement & la rougeur avaient augmenté conſidérablement & s'étendaient ſur la joue & les paupières, la malade ſe plaignant en outre d'un grand mal de tête, j'appliquai un large emplâtre veſicatoire à la nuque & entre les épaules, recommandant de baſſiner la partie malade avec une ſimple décoction de monbin & de faire prendre la limonade pour boiſſon ordinaire. Malgré l'abondante ſupuration du véſicatoire la maladie fit des progrès très-rapides, les paupières étaient conſidérablement tuméfiées & couvraient entièrement le globe de l'œil. A cette époque la vive douleur de tête que la malade avait éprouvée, s'appaiſa; mais il ſuccéda une douleur lancinante & locale, accompagnée d'un ſuintement d'une humeur ichoreuſe qui s'échappait de la commiſſure des paupières. Peu de jours après il s'y forma une excoriation ou crevaſſe dans la région de l'os de la pommette qui ne tarda pas à devenir un ulcère de mauvaiſe qualité &

qui fit des progrès d'autant plus rapides, qu'en moins d'un mois de tems, la joue, le cou & le haut de la poitrine du même côté, ne préſentaient qu'une plaie des plus affreuſes mais dont les bords ou diſque inférieur, paraiſſaient être la partie la plus envenimée. Je n'attendis pas que le mal fût parvenu à ce dégré de violence pour juger qu'il était entretenu par quelque vice interne, auſſi me hâtai-je dès que j'en vis l'opiniâtreté, à mettre la malade au lait pour toute nourriture & à lui faire prendre la tiſane de falſe-pareille coupée avec le lait. Ces moyens parurent avoir un bon effet, la plaie commençait à ſe bien nétoyer & la ſuppuration à devenir plus louable, mais je voyais avec peine qu'en raiſon de l'abondance de cette même ſuppuration la malade dépériſſait journellement. Au bout de trois ſemaines de ce traitement, je commençais à eſpérer quelques ſuccès voyant que la cicatrice qui avait commencé dans le haut de cette plaie avançait rapidement ; le viſage & le cou en partie étaient déjà cicatriſés, mais le bord le plus inférieur de la plaie était toujours de mauvaiſe qualité & gagnait les parties voiſines quoique plus lentement ; l'humeur qui découlait de cette plaie était ſi âcre, que la peau en était irritée & enflammée, & décida même par ſon impreſſion une nouvelle petite crevaſſe ou ulcère auprès du mamelon d'un des deux tétons. Comme cette nouvelle plaie était diſtante de trois travers de doigt de l'autre & fort ſenſible, j'y fis appliquer d'abord un emplâtre de mucilage & ce fut avec un nouvel étonnement que j'obſervai alors ſur cet emplâtre le même phénoméne dont j'ai parlé dans l'obſervation précédente, & que je fus fondé à attribuer cette cruelle maladie au mercure que la malade avait pris en frictions 10 à 12 ans auparavant. Le régime & les remèdes que j'employais me paraiſſaient propres à combattre cette cauſe morbifique, puiſque j'en éprouvais de bons effets; je continuai le même traitement ayant ſeulement l'attention de diminuer la doſe de ſalſe-pareille & de joindre l'uſage modéré du quina afin d'obvier aux progrès d'une petite fiévre qui s'était jointe, & qui réunie à l'abondante ſuppuration, jetta la malade dans un état de maraſme & de maigreur dont elle mourut après deux mois de ſouffrance.

L'on objectera peut-être que ces deux exemples prouveraient plutôt que le mercure qu'on avait employé, était de mauvaiſe qualité, mal préparé, ou qu'il avait été mal adminiſtré; mais ſi j'ajoute que j'ai encore obſervé que nombre de es ſujets qui ſont comme eſtropiés par une maladie aſſez fréquente dans nos Colonies, connue vulguairement ſous le nom de groſſes jambes ou gros pieds, ne ſont dans cet état que depuis qu'ils ont ſubi quelque traitement mercuriel ; on ſe convaincra, comme je l'ai déjà dit, qu'il n'appartient qu'aux gens de l'art d'y avoir recours, qu'ils ne doivent point perdre de vue l'appauvriſſement des humeurs qui ne peut qu'augmenter la gravité ſpécifique du mercure, & que ceux pour leſquels j'écris, doivent ſe borner de préférence à l'uſage des remèdes moins dangereux, quoique moins ſpécifiques. Tels ſont les ſudorifiques dont il va être queſtion.

Des ſudorifiques.

Si l'on fait attention qu'il eſt aſſez conſtant que la vérole fait des progrès moins rapides dans les pays chauds, ou que du moins les ſymptômes extérieurs par leſquels elle ſe manifeſte dans ces pays, s'obſervent beaucoup plus rarement, quoiqu'on ſe ſoit expoſé à la contagion du virus; on ne pourra douter que ce ne ſoit à l'aide des ſueurs & de l'abondante tranſpiration qu'on éprouve en Amérique, que la nature ſe débaraſſe d'une partie du levain vérolique ; ce qui confirme ſans doute juſqu'à un certain point, l'utilité des remèdes ſudorifiques. Cette aſſertion quoique peut-être un peu hazardée, ne paraîtra pas entièrement dépourvue de vraiſemblance, ſi l'on considere que c'est ordinairement dans la saison de l'année la plus fraiche & où les nuits sont moins chaudes que l'on voit les malades se plaindre de douleurs ou que les exostoses se manifestent : tandis que pendant les chaleurs, qui comme on sçait durent les trois quarts de l'année, il est peu ordinaire que les malades aient sujet de s'en plaindre.

J'ai vû des personnes qui, de bien portantes qu'elles étaient pendant qu'elles habitaient la plaine, où l'on sçait que les chaleurs sont presque continuelles, ne tardaient pas à éprouver en se transportant sur les montagnes, dont le climat est plus frais & où l'on transpire moins, peu de tems après qu'ils habitaient ce nouveau climat, des symptômes propres à confirmer la présence du virus qui avait resté caché sans se manifester, sans cependant y avoir donné lieu depuis cette nouvelle époque. Toutes ces considérations doivent sans doute confirmer l'utilité des sueurs dans les cas de vérole, & conséquemment celle des remèdes qui peuvent les provoquer, sur-tout si nous ajoutons que l'expérience démontre qu'ils sont toujours avantageux lorsqu'on en use à propos & qu'ils sont administrés d'une manière convenable. Cela doit suffire pour qu'on puisse regarder les sudorifiques comme des moyens très-recommandables, ne les considérerait-on que comme des remèdes palliatifs contre la vérole, quoiqu'on ne puisse nier que ce n'est que par eux qu'on obtient dans bien des cas, même ailleurs que dans les pays chauds, la guérison de quelques symptômes qui avaient résisté aux effets du mercure.

Si j'observe que pour obtenir des sudorifiques les bons effets qu'on peut en espérer, il importe qu'ils soient bien administrés, c'est qu'on n'a pas toujours l'attention de les choisir & de les doser relativement à l'âge & au tempérament des sujets, & que c'est seulement de ces attentions que peut dépendre leur efficacité.

L'on sçait en effet que la plupart des tisanes sudorifiques, dont on fait usage sur les habitations, sont ordinairement composées sur la même formule, & que les précautions qu'on prend communément se réduisent à diminuer ou à augmenter les doses du remède proportionnément à l'âge des sujets qui en font usage. Cependant si l'on voulait observer que les quatre substances qu'on emploie le plus communément ont chacune des propriétés bien différentes, quoique généralement sudorifiques, & qu'indépendamment de l'âge des sujets leur constitution mérite considération, on verrait que quoique le mélange des quatre substances doive rendre l'efficacité de ces tisanes plus générale, étant mitigées les unes par les autres, elles pourraient être encore plus utiles en choisissant parmi ces substances celles seulement qui peuvent être les plus appropriées à la constitution de chaque sujet. C'est d'après de semblables considérations qu'on peut rendre raison d'où vient que la salse-pareille convient plus généralement & est plus efficace dans nos colonies qu'en France, tandis que l'on n'y doit user du gayac qu'avec plus de précaution, quoique ce soit celui des quatre bois sudorifiques que les Médecins d'Europe emploient de préférence.

Ne pouvant donner à cet égard que des régles un peu générales, nous nous contenterons d'observer 1°. que la salse-pareille & la squine (celle du Levant principalement) conviennent particuliérement chez les sujets sensibles & irritables, & chez lesquels les humeurs sont appauvries ou tendent à la dissolution, en raison de l'extrait mucilagineux que ces plantes fournissent, & de ce qu'elles n'ajoutent point, du moins que fort peu, à cet état d'appauvrissement des humeurs qu'on rencontre ordinairement chez ceux qui habitent depuis longtems les pays chauds; encore convient-il quelquefois, pour la même fin, de couper cette tisane avec le lait, ou que les malades usent d'alimens incrassans pendant qu'ils en font usage; 2°. que l'emploi du gayac n'est bien indiqué que chez les sujets d'une constitution froide, peu irritable, & dont les humeurs & la limphe principalement, ſemblent avoir trop de conſiſtance, que cela provienne de leur conſtitution naturelle ou de l'effet du virus. Alors le gayac eſt non-ſeulement utile adminiſtré en tiſane, mais même en uſant de ſa teinture comme on l'emploie avec aſſez de ſuccès dans le cas de goutte; tandis qu'il ſerait abſolument contre-indiqué dans le cas où nous avons vu que la ſalſe-pareille convenait, en ce qu'il agit plus vivement & augmente la diſſolution du ſang par ſon principe réſineux, comme le ſont toutes les ſubſtances de cette nature; 3°. enfin que le ſaſſafras ne doit être conſidéré que comme un moyen acceſſoire qu'on peut joindre efficacement aux remèdes précédens lorſqu'on veut en augmenter le dégré d'énergie, en raiſon de ſes propriétés toniques & ſtimulantes, & qu'il eſt queſtion de ſoutenir le ton des parties ſolides trop relâchées, de l'eſtomac principalement, ou d'augmenter leur dégré d'irritabilité. A défaut de ſaſſafras on ſubſtitue efficacement le fenouil.

Telles ſont les principales règles dont on ne doit point s'écarter en uſant des ſudorifiques. Quant à la manière de les préparer & de s'en ſervir, j'ajouterai qu'on doit toujours choiſir la ſalſe-pareille la plus fraîche, qu'on doit la fendre & la couper par petits morceaux & la faire infuſer pendant huit à dix heures à l'eau bouillante, ſoit qu'on en veuille en uſer en infuſion, en décoction ou en ſyrop (1). La doſe pour un adulte eſt

(1) Pour faire le ſyrop de ſalſe-pareille, on prend deux livres ſalſe-pareille fendue ſuivant ſa longueur & coupée en petit morceaux, qu'on met à infuſer dans huit bouteilles d'eau pendant huit à dix heures, on fait enſuite bouillir juſqu'à réduction de la moitié & on coule; à cette colature on ajoute deux bouteilles de ſyrop, & on réduit cette maſſe aux deux tiers de ſa quantité, de manière qu'il reſte quatre bouteilles. Chaque bouteille fournit la quantité convenable pour quatre jours, & ce quart de bouteille doit être pris dans la journée en deux ou trois doſes, pur ou mêlé avec double quantité d'eau tiede. Pour que le ſyrop de ſalſe-pareille ait plus de vertu & n'affaibliſſe point l'eſtomac, il convient d'y joindre, au moment où on le retire du feu & qu'il eſt prêt, demi livre de ſaſſafras ou une bonne poignée fenouil, qu'on laiſſe infuſer pendant une demi-heure à vaſe couvert, & qu'on retire enſuite avec une ſpatule, avant de vider le ſyrop dans les bouteilles qu'il faut alors tenir ſoigneuſement bouchées. Il eſt aſſez rare qu'on préfère cette manière d'adminiſtrer la ſalſe-pareille à celle de l'infuſion ou de la décoction dans l'eau ſimplement; à moins que ce ne ſoit dans le cas où l'on a pluſieurs malades à traiter à la fois, & où l'on veut préparer du remède pour pluſieurs jouts, comme dans le cas de traitement des pians; mais alors il faut y joindre la rapure de gayac,

d'une once à une once & demie par jour, de quelque manière qu'on faſſe l'extrait de cette plan-

---

moitié quantité de celle que nous avons indiqué de ſalſe-pareille, attendu que le pian exige des remèdes inciſifs, & propres à réſoudre ou diſſoudre l'excès d'épaiſſiſſement que la lymphe contracte dans cette maladie. Il faut dans cette dernière affection purger les malades tous les huit jours pendant l'uſage du ſyrop de ſalſe-pareille, avec les pilules de beloſte ou les bols fondans ordinaires. —— Quoique le ſyrop de ſalſe-pareille, ſimple ou composé, ſoit la compoſition la plus propre à être gardée pendant quelque tems, ſans s'altérer & ſoit auſſi efficace que toutes les autres boiſſons ſudorifiques; comme la tiſanne ſudorifique préparée au ſoleil ou par fermentation, eſt auſſi très-ſouvent employée & également efficace, lorſque les malades peuvent la ſupporter, ſurtout dans le traitement des pians; je dois obſerver qu'on ne doit jamais la laiſſer vieillir au-delà de cinq à ſix jours après qu'elle a été préparée, & que cette préparation doit toujours être faite dans des dame-jeannes de verre, au lieu de ſe ſervir de canaris verniſſés, comme on le fait ordinairement. Pour faire la tiſane au ſoleil appellée *rape* ou *gouldringue*, on prend deux livres ſalſe-pareille coupée, une livre rapure de gayac, une livre ſquine du pays & même quantité de bois de pin; on met ces ſubſtances dans une dame-jeanne, pouvant contenir au moins vingt bouteilles; on verſe deſſus 16 bouteilles d'eau & on ajoute 4 livres

te. Si l'on se sert du gayac, il faut que ce bois soit réduit en copeaux ou en rapure, la faire macerer dans l'eau pendant 24 heures, & même le double de ce tems pour faire bouillir ensuite jusqu'à réduction de moitié dans autant de livres d'eau qu'on a mis d'onces de cette substance. On doit même préférer le gayac franc & l'écorce de jeunes arbres en ce que l'extrait médicamenteux s'en fait mieux à l'aide de la décoction. La dose est la même pour les adultes que celle que nous avons indiquée pour la salse-pareille, & doit être proportionnée néanmoins à l'âge & à la force des sujets. Si l'on veut au contraire employer la teinture (1) la dose sera d'une cuillerée à bouche ou

---

sucre brut. On expose ensuite au soleil pendant cinq jours, ayant soin pendant la nuit de placer la dame-jeanne en un lieu chaud, & de remuer avec un bâton de tems en tems; au bout de ce tems on coule le tout, & on serre dans des bouteilles qu'on doit tenir bouchées. La dose de cette boisson est d'un ou deux verres pendant les deux ou trois premiers jours, & ensuite on continue à trois verres par jour, le matin, à midi & le soir. --- Il faut purger les malades tous les huit jours comme nous l'avons dit ci-dessus.

(1) Pour faire la teinture de gayac, on met à infuser au soleil pendant sept à huit jours dans une bouteille contenant une pinte de taffia, cinq gros vingt-

une cuillerée & demie tous les matins délayée dans une demi-verre d'eau tiéde ou de tisane de

quatre grains de gomme gayac, pulvérisée. Cette bouteille doit être bien bouchée & agitée de tems en tems afin de favoriser la dissolution de la gomme. Il faut observer que la bouteille doit être un peu plus grande qu'il ne faut, pour contenir la pinte de taffia, sans quoi elle pourrait éclater dans le moment de l'effervescence. Au bout du tems indiqué on filtre la liqueur à travers du coton ou du papier brouillard, & en serre dans une bouteille qu'on doit tenir bien bouchée. Comme ce remède se conserve bien & que même on prétend qu'il se bonifie en vieillissant, il convient d'en préparer plusieurs pintes à la fois, dans un vase plus grand que celui que nous avons indiqué. --- Pour en préparer trois bouteilles, la dose de gomme gayac, sur trois pintes de bon taffia, est de deux onces. Cette préparation est la même, ou plutôt celle qui a été publiée en 1776, par M. Emerignon, habitant de la Martinique, comme un spécifique contre la goutte, & comme lui ayant été indiquée par un caraïbe. Il ne sera pas hors de propos d'ajouter que la dose qu'on prescrivait dans ce cas ci, est d'une cuillerée à bouche, à prendre tous les matins à jeun, dejeunant une ou deux heures après avec du lait. Ayant eu occasion d'employer & de connaître des personnes qui ont usé de ce remède, j'observerai que quoique la dose d'une cuillerée à bouche soit celle qui convient à un adulte d'une constitution ordinaire, on ne doit pas tou-

raquette, ou de lait ; on porte cette dose jusqu'à deux cuillerées par jour, mais alors on donne une de ces cuillerées le matin & l'autre le soir. On ne doit point oublier que ce remède est très-actif & ne convient qu'aux tempéramens phlegmatiques ou pituiteux, sur-tout donné à haute dose. C'est peut-être, pour le dire en passant, faute de cette attention qu'on n'en a pas éprouvé en France autant d'efficacité qu'en Amérique dans le cas de goutte. J'ai eu occasion d'en voir de bons effets dans cette dernière maladie en prenant la précaution de proportionner la dose du remède aux divers tempéramens, & d'en mitiger l'activité par un régime laiteux.

---

jours s'y restraindre strictement, puisque, s'il est rare qu'il convienne de l'augmenter, les cas où il convient de la diminuer ne le sont pas ; tels sont ceux où les personnes affectées de la goutte sont d'un tempérament sec, faible & irritable ; alors il convient non-seulement de diminuer la dose du remède, & qu'ils usent d'un régime adoucissant, tel que la diette blanche, mais même de prendre la teinture de gayac, mêlée dans un demi-verre de lait au lieu de la prendre pure ; & qu'enfin ce remède ne peut qu'être très-dangereux à ceux qui sont sujets aux hémorrhagies & crachemens de sang, ainsi qu'à ceux qui boivent habituellement beaucoup de vin, ou font un grand usage de liqueurs spiritueuses.

Nous n'avons considéré le sassafras que comme un accessoire qu'on joint ordinairement au gayac ou à la salse-pareille, quoique je l'aye employé seul comme sudorifique avec succès, & alors on le donne à même dose indiquée par le gayac. J'observerai actuellement que quand on le combine on n'en met que le tiers ou la moitié de la quantité des autres & qu'il faut avoir l'attention de ne jamais faire bouillir cette substance, & qu'elle doit être toujours préparée par infusion & à pot fermé, qu'on veuille l'employer seule, ou qu'on l'ajoute aux tisanes ou syrop ci-dessus : comme je l'observe dans la note A.

Enfin pour terminer ce qui est relatif aux sudorifiques, on doit savoir que pendant qu'on fait usage de ces remèdes, le régime doit être sec, que les malades ne doivent prendre des alimens que sobrement, & avoir l'attention de se garantir des impressions extérieures du froid par de bons vêtemens, & enfin que l'exercice, même un peu forcé, n'est pas moins avantageux dans ce cas, lorsque la saison, la santé des malades, ou autres circonstances peuvent le permettre. Cette remarque étant également relative à l'emploi qu'on fait des sudorifiques dans le traitement des pians, on verra que l'usage où l'on est de tenir, les négres affectés de cette maladie, étroitement renfermés, ne laisse pas que d'être contraire à ces traitemens, & qu'il ferait plus avantageux de les faire agir en bon air lorsque la saison le permettrait, pourvû que ce fût pendant la chaleur du jour & qu'on pût prendre les mesures convenables pour les empêcher d'abuser de cette espèce de liberté.

On sera peut-être étonné que j'aye réduit à un si petit nombre les maladies qu'on doit regarder comme les plus communes à Saint Domingue, puisqu'il en est réellement beaucoup d'autres dont les exemples se répétent aussi fréquemment ; mais outre que je ne renonce pas à m'en occuper, j'ai vû que je pouvais me dispenser d'en parler ici, en ce qu'elles eussent exigé, du moins la plûpart, des détails très-compliqués, ou qu'elles ont déjà été traitées par ceux qui ont écrit sur les maladies des Colonies : heureux, si les personnes auxquelles j'ai destiné cet essai, peuvent tirer quelque profit de ce que j'ai dit sur celles dont je fais mention, & si les propriétaires sensibles & bienfaisans, que j'ai eu intention de seconder dans leurs désirs, peuvent y appercevoir quelque moyen d'améliorer ou d'adoucir le sort des êtres qui leur sont soumis & à la santé desquels tout habitant est obligé de coopérer tant par intérêt que par humanité.

FIN.

TABLE DES MATIERES

Contenues en ce volume.

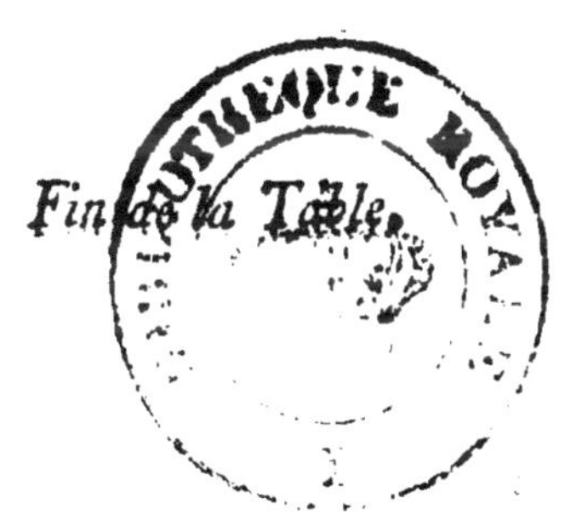

Fin de la Table.

ERRATA.

PAGE 7, ligne 16, de a tranſpiration, *liſez* de la

Page 49, ligne 5, grandes de connaiſſances; *liſez* grandes connaiſſances.

Pag. 82, lig. 17, forces vitales ſur leſquelles, *liſez* ſans leſquelles.

Pag. 94, lig. 5, mais ce ſerait &c., *liſez* mais le ſerait.

Pag. 95, lig. 12, les négres de l'Affrique, *liſez* l'Afrique.

Pag. 96, même faute.

Pag. 113, lig. 24, remarquer y qu'il a, *liſez* remarquer qu'il y a.

Pag. 131, lig. 1re., quoique notre attention, *liſez* quoique notre intention.

Pag. 153, lig. 4, relative au ſiége, *liſez* rélativement au ſiége.

Pag. 154, principales. On voit déjà que, *liſez* principales; on verra que.

Pag. 195, lig. 23, ſel ſelatif, *liſez* ſel ſedatif.

APPROBATION.

J'AI lu par l'ordre de Monſeigneur le Garde des Sçeaux, un manuſcrit intitulé : *Avis aux Habitans des Colonies, particulièrement à ceux de l'île Saint Domingue, ſur les principales cauſes des maladies qu'on y éprouve le plus communément & ſur les moyens de les prévenir*, par M. LAFOSSE, Docteur en Médecine de l'Univerſité de Montpellier, &c. ; je n'y ai rien trouvé qui puiſſe en empêcher l'impreſſion. A Paris, ce 30 juillet 1787, DESCEMET.

PRIVILEGE DU ROI.

LOUIS, par la grace de Dieu, Roi de France & de Navarre: A nos amés & féaux Conſeillers, les gens tenans nos Cours de Parlement, Maîtres des Requêtes ordinaires de notre Hôtel, Grand Conſeil, Prévôt de Paris, Baillifs, Sénéchaux, leurs Lieutenans Civils & autres nos Juſticiers qu'il appartiendra : SALUT. Notre amé le ſieur LAFOSSE, Docteur en Médecine de l'Univerſité de Montpellier &c., Nous a fait expoſer qu'il déſireroit faire imprimer & donner au Public, un Ouvrage de ſa compoſition intitulé : *Avis aux Habitans des Colonies, ſur les maladies qu'on y éprouve le plus communément, & ſur les moyens de les prévenir* ; s'il nous plaiſoit lui accorder nos Lettres de permiſſion pour ce néceſſaires. A CES CAUSES, voulant favorablement traiter l'Expoſant, nous lui avons permis & permettons par ces Préſentes, de faire imprimer ledit ouvrage autant de fois que bon lui ſemblera, & de le faire vendre & débiter par tout notre Royaume, pendant le tems de cinq années conſécutives, à compter du jour de la date des préſentes. FAISONS défenſes à tous Imprimeurs, Libraires & autres perſonnes, de quelque qualité & condition qu'elles ſoient, d'en introduire d'impreſſion étrangere dans aucun lieu de notre obéiſſance. A LA CHARGE que ces préſentes ſeront enregistrées tout au long sur le Registre de la Communauté des Imprimeurs & Libraires de Paris, dans trois mois de la date d'icelles; que l'impression dudit ouvrage sera faite dans notre Royaume & non ailleurs, en bon papier & beaux caracteres; que l'impétrant se conformera en tout aux Réglemens de la Librairie, & notamment à celui du 10 avril 1725, & à l'arrêt de notre Conseil du 30 août 1777, à peine de déchéance de la présente Permission; qu'avant de l'exposer en vente, le manuscrit qui aura servi de copie à l'impression dudit ouvrage sera remis dans le même état où l'Approbation y aura été donnée ès mains de notre très-cher & féal Chevalier Garde des Sceaux de France, le Sieur DE LAMOIGNON, qu'il en sera ensuite remis deux exemplaires en notre Bibliothéque publique, un dans celle de notre Château du Louvre, un dans celle de notre très-cher & féal Chevalier Chancelier de France, le Sieur DE MAUPEOU, & un dans celle dudit Sieur DE LAMOIGNON: le tout à peine de nullité des Présentes; DU CONTENU desquelles vous MANDONS & enjoignons de faire jouir ledit Exposant & ses ayans cause pleinement & paisiblement, sans souffrir qu'il leur soit fait aucun trouble ou empêchement. VOULONS qu'à la copie des Présentes, qui sera imprimée tout au long, au commencement ou à la fin dudit ouvrage, foi soit ajoutée comme à l'original. COMMANDONS au premier notre Huissier ou Sergent sur ce requis, de faire pour l'exécution d'icelles, tous Actes requis & nécessaires, sans demander autre permission, & nonobstant clameur de Haro, Charte Normande, & Lettres à ce contraires: car tel est notre plaisir. Donné à Versailles le 27me. jour du mois de Septembre, l'an de grace mil sept cent quatre-vingt-sept; & de notre Regne le quatorzieme.

PAR LE ROI, EN SON CONSEIL.

Signé LEBEGUE.

Registré sur le Registre XXIII de la Chambre Royale & Syndicale des Libraires & Imprimeurs de Paris, N°. 1287, fol. 351, conformément aux dispositions énoncées dans la présente permission; & à la charge de remettre à ladite Chambre les neuf exemplaires prescrits par l'Arrêt du Conseil du 16 Avril 1785. A Paris, [illegible] 28 Septembre 1787. Signé, KNAPEN, *Syndic.*

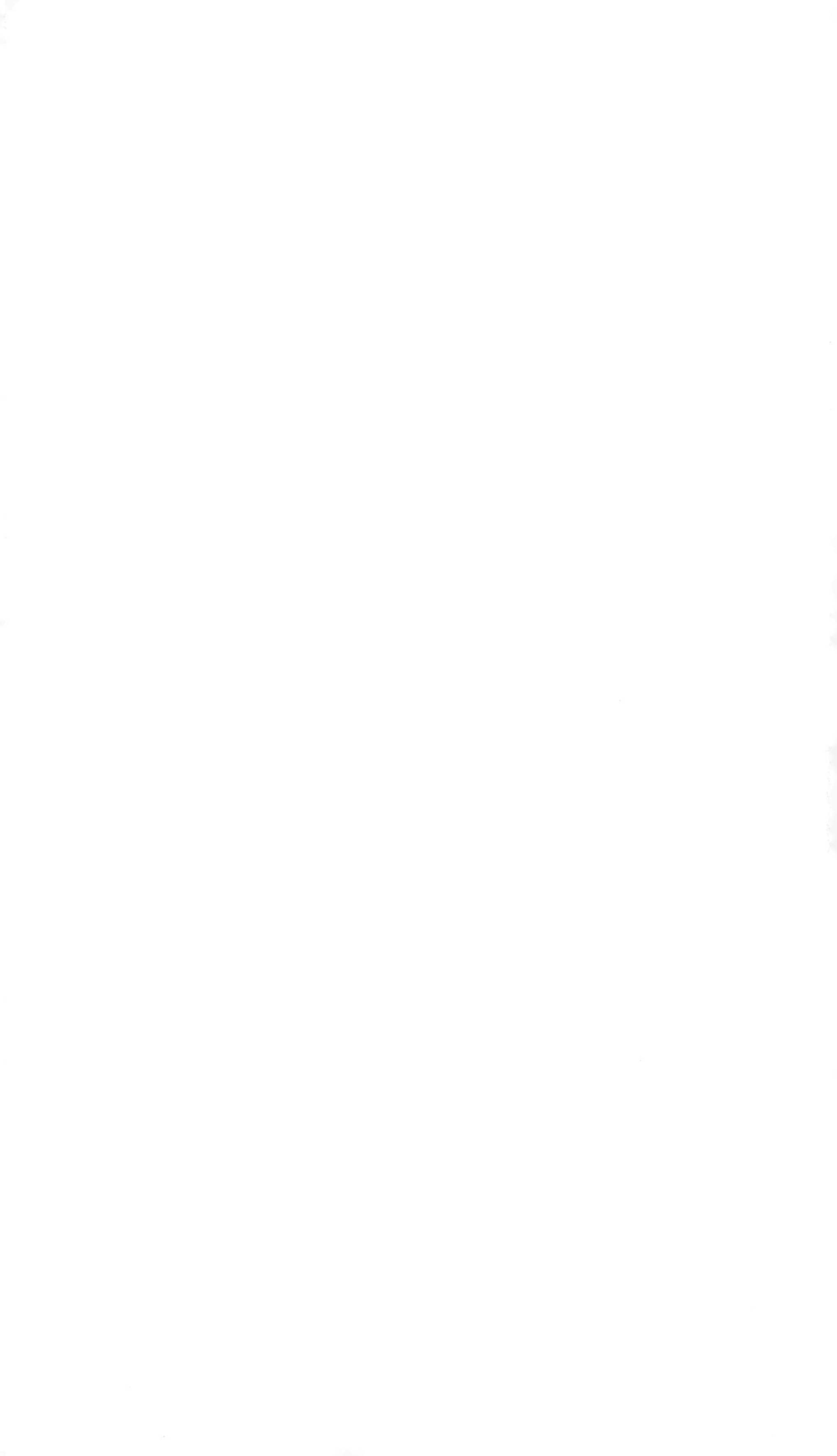

www.ingramcontent.com/pod-product-compliance
Ingram Content Group UK Ltd.
Pitfield, Milton Keynes, MK11 3LW, UK
UKHW021134260726
13994UKWH00001B/132

9 782329 330754